五运六气入门

——中医思维构建初探

王雷 著

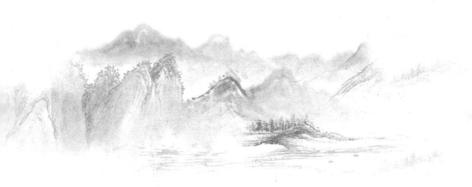

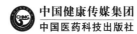

中国健康传媒集团

中国医药科技出版社

内 容 提 要

　　五运六气理论是中医理论体系的核心之一，是学习中医之必需，也是学习中医入门之捷径。本书以五运六气理论为主线，按照中医理法方药"一以贯之"的思路，对中医阴阳、五行、六气等基本概念探其源流，理清脉学、方药、理法，凸显传统中医理论构建思维，返本还源，以期有益于读者。

图书在版编目（CIP）数据

　　五运六气入门：中医思维构建初探 / 王雷著 . — 北京：中国医药科技出版社，2020.6（2024.10重印）
　　ISBN 978-7-5214-1765-4

　　Ⅰ . ①五… 　Ⅱ . ①王… 　Ⅲ . ①中医学—医学思想 　Ⅳ . ① R2

　　中国版本图书馆 CIP 数据核字（2020）第 066417 号

美术编辑　陈君杞
版式设计　也　在

出版　**中国健康传媒集团** | 中国医药科技出版社
地址　北京市海淀区文慧园北路甲 22 号
邮编　100082
电话　发行：010-62227427　　邮购：010-62236938
网址　www.cmstp.com
规格　880×1230mm $\frac{1}{32}$
印张　7 $\frac{7}{8}$
字数　210 千字
版次　2020 年 6 月第 1 版
印次　2024 年 10 月第 3 次印刷
印刷　北京盛通印刷股份有限公司
经销　全国各地新华书店
书号　ISBN 978-7-5214-1765-4
定价　**32.00 元**

获取新书信息、投稿、为图书纠错，请扫码联系我们。

前　言

　　中医伴随着中华民族的繁衍生息，历经了几千年浮沉，成为中华文明中最璀璨的明珠。在科学昌明的今天，中医是古圣先贤留给我们的宝贵财富，代表着中华民族最原创的思维。作为炎黄子孙，我们要有舍我其谁的担当，要勇于去传承与弘扬这份宝藏。创新是当今时代发展的主旋律，但目前中医缺少的不是创新而是传承。恩师顾植山先生曾言，现在对中医而言，传承就是创新。

　　1949年后，中医教育由传统师承方式转向现代院校教育培养模式，虽然为中医药的发展培养了一大批中医人才，但中医人才的质量似乎不能让老中医们认同。其中原因之复杂，也非一己之力所能扭转。但作为中医人，我们必须直面这些问题。

　　中医学容纳、吸收了古代众多科技精华，从而成就了其博大精深的特质。如今留下的中医古籍可谓汗牛充栋，汇聚了历代先贤宝贵的经验，成为中医学不可多得的瑰宝。在中医学发展的历史长河中，百家争鸣，精彩纷呈，形成了各具特色的学术流派，成就了中医庞大而复杂的理论大厦。当你仰望它时，会被它的雄伟和华丽所震撼。但想进入时，若无导游引领，就如同进入迷宫一般，难得其要。加之中医古籍文言古奥，对习惯于快餐文化的现代人来说，简直是天书。因此，如何能迅速登堂入室，是每位中医学人的最大梦想。

笔者近而立之年才始在上海中医药大学系统学习中医，其间亦到处拜访民间中医，只期一朝明了。但中医有着自己的特质，不是单纯依靠努力就可以掌握的，甚至会感觉越较劲地努力，她会离你越远。就如同一湾浊水，你用尽方法让其清澈，结果越去搅动、干扰，它越浑浊一样。当你折腾累了，坐在岸边休息时，突然发现水逐渐清澈起来。所以当听到学中医要"疯三年，傻三年，疯疯傻傻又三年"的说法时，真是感同身受，个中滋味，也许只有局中之人始能体会。亦如练太极拳，越用力越糟糕，松下来，自然契入境界。中医真的是朴素、至简。古人云"秀才学医，笼中捉鸡"，果不虚言。

　　因此，笔者认为学习中医首先要明了理论框架，进而掌握其思维方法，方能切入。否则，只能望洋兴叹。"天人相应"理论是中医最具特色的原创思维，奠定了中医根本性的特点。而对这一理论展现最详实、最集中的就是《黄帝内经》运气七篇大论。其中详细阐述了天地运气变化与万物（包括人类）的相应规律。故五运六气理论在整个中医理论体系中占据着举足轻重的地位。古语云，"不识五运六气，检遍方书何济"。明代医家王肯堂先生在《医学穷源集》中说："运气之说，为审证之捷法，疗病之秘钥。"现代名医方药中先生言："运气学说是中医学基本理论的基础和渊源。"可见五运六气理论是中医理论体系的核心之一，集中体现了中医的核心思维，是学习中医之必需，也是学习中医入门之捷径。故本书以五运六气理论为主线，按照中医理法方药"一以贯之"的思路，对中医阴阳、五行、六气等基本概念探其源流，理清脉学、方药、理法，凸显传统中医理论构建思维，返本还源，以期有益于读者。孔子云"述而不作"，从之。

　　今机缘成熟，在江苏无锡道生中医文化发展有限公司总经理陈军先生的帮助下，结识了中国医药科技出版社范志霞副总编、张飞老师，促成本书出版。尤其令我感动的是，范志霞副总编对本书提出了很多建设性的意见，使得内容更加丰满，实在令人敬佩其博学、审问之精神！同时感谢出版社编辑对稿件进行逐字审核。

感谢龙砂医学流派代表性传承人顾植山恩师的无私教诲和龙砂同门师兄们的关爱。

感谢学校各级领导的支持以及 2017 级、2018 级五运六气专业方向班全体同学的付出。

感谢自学医以来所有给予我指导和帮助的师长、朋友。

由于力求简练，加之学识所限，若有偏颇之言，敬请贤者不吝赐教。

王雷

2020 年 3 月

目　录

第一章　中医基本概念与古天文学…………………………………… 1

第一节　气与阴阳 ……………………………………………………… 1

一、气的解读…………………………………………………………… 1

二、阴阳溯源…………………………………………………………… 3

第二节　五行与六气 ………………………………………………… 23

一、五行内涵………………………………………………………… 24

二、六气贯解………………………………………………………… 37

第三节　四气与五味 ………………………………………………… 53

第二章　五运六气常位推算……………………………………… 57

第一节　天干地支基础知识 ………………………………………… 58

一、天干……………………………………………………………… 60

二、地支……………………………………………………………… 60

三、天干地支的阴阳属性…………………………………………… 60

四、天干地支的五行配属…………………………………………… 61

第二节　甲子纪年与公元纪年互算 ………………………………… 62

一、公元纪年末尾数确定天干法…………………………………… 62

二、地支确定法……………………………………………………… 63

三、记忆推算法……………………………………………………… 63

第三节　五运推算 ·· 64

　　一、岁运 ·· 64

　　二、主运 ·· 69

　　三、客运 ·· 70

第四节　六气推算 ·· 70

　　一、主气 ·· 71

　　二、客气 ·· 72

第五节　运气相合 ·· 76

　　一、运气同化 ·· 76

　　二、运气异化 ·· 80

第六节　五运六气与疾病 ·· 81

　　一、五运与疾病 ··· 82

　　二、六气与疾病 ··· 85

　　三、刚柔失守，三年化疫 ···································· 88

第七节　六气大司天理论 ·· 89

　　一、六气大司天理论源流 ···································· 89

　　二、六气大司天理论 ··· 90

　　三、六气大司天理论与中医学术流派 ················ 91

第三章　中医理论阴阳术数体系 ·························· 92

第四章　五运六气与中医理论构建 ···················· 95

第一节　五运六气与脏腑经络 ···································· 95

　　一、六气五行，皆备于身 ···································· 95

　　二、十二经络与五运六气 ···································· 96

第二节　五运六气与《伤寒论》 ································· 103

一、六经与《伤寒论》·· 103

二、伤寒"或然症"与三阴三阳之枢机·············· 107

三、《伤寒例》浅释·· 112

四、五运六气与《伤寒论》脉证思维·················· 121

第五章　脉理与医理······································· 125

一、脉诊与四诊·· 126

二、脉诊心法·· 127

三、余氏习脉之法·· 130

四、脉与象··· 132

五、寸关尺脉配属·· 138

六、左右阴阳脉法·· 140

七、上下阴阳脉法·· 145

八、病脉分类及主病··· 146

九、慎斋脉学·· 151

第六章　《三因司天方》浅释···························· 171

第一节　五运方篇·· 172

一、六壬年茯苓汤·· 172

二、六戊年麦冬汤·· 173

三、六甲年附子山萸汤······································ 174

四、六庚年牛膝木瓜汤······································ 176

五、六丙年川连茯苓汤······································ 177

六、六丁年苁蓉牛膝汤······································ 178

七、六癸年黄芪茯神汤······································ 179

八、六己年白术厚朴汤······································ 180

九、六乙年紫菀汤·· 182

十、六辛年五味子汤··· 183

第二节　六气方篇 ·············· 184

一、辰戌之岁静顺汤 ·············· 184

二、卯酉之岁审平汤 ·············· 186

三、寅申之岁升明汤 ·············· 188

四、丑未之岁备化汤 ·············· 190

五、子午之岁正阳汤 ·············· 192

六、巳亥之岁敷和汤 ·············· 194

第三节　运气病案 ·············· 196

一、五味子汤合附子山萸汤案 ·············· 196

二、静顺汤加苁蓉牛膝汤案 ·············· 197

三、静顺汤案 ·············· 198

四、升明汤合麦冬汤案 ·············· 199

第七章　运气理论临床应用的思考 ·············· 200

一、熟练常位推算，要"以察时变" ·············· 200

二、重视出生运气，忌盲目定断 ·············· 201

三、病象气象时象，须三者合参 ·············· 202

四、悟运气之理，统经方时方 ·············· 203

五、运气察宏观，四诊辨微观 ·············· 204

第八章　中医与中国传统文化 ·············· 206

一、黄元御学医之启示 ·············· 206

二、大医习业 ·············· 208

三、文言文的秘密 ·············· 210

四、以文入道 ·············· 211

第九章　中医之秘法，学医之次第 ·············· 213

一、师承秘法 ·············· 213

二、一门深入，长时熏修 ……………………………………… 214

三、重视经典，溯本求源 ……………………………………… 215

四、智者察同，愚者察异 ……………………………………… 216

五、轮扁斫轮的启示 …………………………………………… 217

第十章　中医情志与疗病 …………………………………… 220

一、"形与神俱"的生命观 …………………………………… 220

二、与时偕行 …………………………………………………… 221

三、中医情志致病 ……………………………………………… 222

四、《内经》"二十五形人"与性理疗病 …………………… 230

第十一章　大道至简，悟在天成 ………………………… 237

一、一方治百病 ………………………………………………… 237

二、一即一切，一切即一 ……………………………………… 238

第一章 中医基本概念与古天文学

第一节 气与阴阳

一、气的解读

"气"这个概念是我国传统文化独有的概念。古人认为气是构成宇宙万物的本原，也是推动宇宙万物发生、发展与变化的动力之源。气将天、地和万物联系成为一个有机的整体。因此，气是天地万物的中介。大千世界一气牵系，相互贯通，相互影响。中医将之吸纳入中医学体系，作为阐述自然与人体的构成与运行的物质基础，成为"天人相应"理论的基石。《灵枢·岁露论》说："人与天地相参也，与日月相应也。"这对中医理论体系和思维构建产生了深远的影响。

正是如此，气成为中医学说理的基础和原点，是非常重要的概念。古人认为，我们整个宇宙，大到星空，小到身体，都是气的变化结果。但接受过现代教育的知识分子可能很难真正接受"万物本原于气"这一观点。不过我们正可以借助现代自然科学的成果，使大家更容易理解其内涵。

现代科学认为"物质、能量、信息"是客观世界的三个基本要素。注意，这里的物质、能量、信息都是从最广泛的意义上来说的。现代科学认为，物质是本原的存在。质量守恒定律说明，在封闭的物质系统中，不论发生什么变化，它的总质量保持不变。能量是物质运动的度量。能量守恒定律说明能量可以相互转换，并且在转换前后总量保持不变。1905年爱因斯坦提出的质能方程说明质量和能量可以相互转化。质量守恒定律和能量守恒定律可以结合起来，称为质能守恒定律。信息是联系的存在，是物质或能量，抑或两者的不同排序状态。物质和能量的变化都是联系的变化，最终反映为信息的变化。因此，质能守恒定律的统一就源于信息的统一。现代科学也证明，事物的运动速度，决定着它的状态。如水分子运动速度缓慢则为固态；随着水分子运动的速度加大，则呈液态；速度再快就变成了气态。由此可知，物质、能量、信息不仅不是完全割裂的，而且是互通的，这是近代自然科学的结论。而微观量子物理学还发现，万物由分子构成；后来发现分子是由原子组成；原子由微粒子组成，把它打破就变成更小的微粒子；等再打破到最后发现什么都没有了。当代物理学家霍金认为，由于宇宙是包容一切的，在宇宙之外不应该存在任何东西，要询问宇宙从何而来的问题，其答案只能是——宇宙是从无中产生出来的，无的威力是无敌的。顺便提及，在闭合的宇宙中总能量就是零，这个事实和"无中生有"的思想是相符的。

在几千年前，我们的先民以超人的智慧用"气"作为万物的本源，在今天看来，依然是有着科学性与先进性的。《医门法律》云："气聚则形存，气散则形亡。"当"气聚"则以物质状态而存在，当"气散"则以能量状态存在，"气聚""气散"的规律转化就是信息状态。现代科学的结论跟我们中医"气"的概念岂不是有异曲同工之妙。近代以来，科学，特别是量子物理学的发展，得出的很多结论居然与中国传统文化的论述不谋而合！因此，现在的科学研究成果，有助于我们理解传统中医概念的内涵与实质。虽然古代的中医概念非常朴素，但朴素并不代表低端。朴素当是简约之意，正是古人所追求的"大道至简"。

近代科学曾将人文与自然科学截然分离，而今天的科学研究却发现两者是相互影响、不可分割的。中医看待生命与宇宙组成，千年前就统一在"气一元论"的范畴中。中医的"气"不仅包括物质世界，还包括精神世界。中医认为既然人是天地所生，那么人体运行规律（包括精神）与自然宇宙必然有着同构性和同频性，因此《内经》经常将人体脏腑结构、气血运行与天地日月、二十八星宿运行规律联系起来，从而提出独具特色的"天人相应"的理念，不得不说这是天才性的思维。前段时间，《中国公民科学素质基准》将"阴阳五行""大人合一"等传统哲学观念写入基准，竟引发"宣传迷信和伪科学"的争议，实在让我们无限感慨。笔者曾看过一本书，是讲一位德国学者研究中国《天工开物》的成果。作者通过《以"气"求知：普遍规则与理性》《读书人的角色：规整天、地、人的世界》《"天"之真与"气"之制》等篇章深入探讨了"气"与中国古代科技发展之间的关系，认为技术与工艺知识是中国古老文明史中一个重要的组成部分，它曾经为工业革命时代欧洲的技术发展输送了不可小觑的力量。一个外国人能将我们明代的一本古书研究得如此透彻，这应该引起我们教育者的重视。

二、阴阳溯源

《黄帝内经》云："阴阳者，天地之道也，万物之纲纪，变化之父母，生杀之本始，神明之府也。治病必求于本。"其认为天地运行、万物产生都以阴阳为纲纪，事物的变化和生死也都遵循阴阳变化的规律，中医治病必本于阴阳。明代张景岳亦讲："凡诊病施治，必须先审阴阳，乃为医道之纲领。阴阳无谬，治焉有差？医道虽繁，而可以一言蔽之者，曰阴阳而已。"因此，对中医而言，阴阳的思维是贯穿始终的。我们要时刻反思自己对中医的认知状态。如果还没有形成以阴阳为核心的思维框架，说明对阴阳的内涵把握还不够，医道之总纲还未能抓到手。

（一）阴阳本意

阴阳是什么？我们首先从字的本身来看。中国汉字的造字方法，其中有会意、象形。"阴"的繁体字，右边表示"今天有云"；"阳"的繁体字，右边表示"旦阳勿下"（图1-1）。《说文解字》对

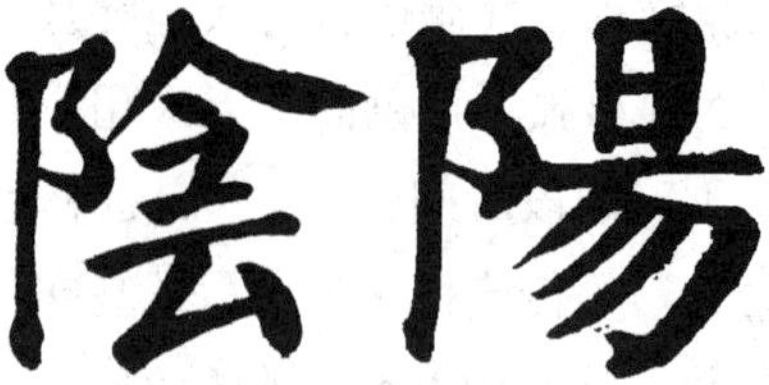

陰陽

图 1-1 阴、阳的繁体字

"阴""阳"二字的解释是："阴，暗也，水之南、山之北也。阳，高明也。"我国属于北半球，山南边是阳光照射多的地方，属于阳位，山北边就是阴。大江大河在地平线以下，阳光从南面照过来，水的南面形成阴影，就是属于阴，水的北边阳光照得到，就是阳。由此可知，阴阳的基本内涵就是日光的向背。明白了这个常识，我们看很多城市的地名就知道它大体的地理环境。如烟台有海阳市，地处黄海之北；蒙阴，地处蒙山之北；洛阳，地处洛水之北。但有些河流现在消失或改道，有些山的名字改了，导致一部分地名对不上。如果去查《县志》就可以找到依据。如《莱阳县志》里记载，其处于古莱山之南。古莱山就是今天的旌旗山。由此可见，阴阳就在我们的生活之中，离我们并不遥远。

我们可以合理地设想，古代先人在生活中首先感受到的是白天和黑夜这一对立的自然现象，是天地日月运动产生的结果，因此日光向背成为界定阴阳的基本条件。随着人们对事物认识的丰富性和广泛性日益增加，古人发现自然与生活中有很多类同于"昼夜"的对立而统一的事物和现象，而"昼夜"也是天地运动所产生的，万物都是存在于天地的时空中。因此，"阴阳"就从本义被引申用来指代自然界对立的事物和现象，成为具有普遍意义的传统哲学概念。

阴阳成为哲学概念后，在古代文字交流和教育水平相对落后的时代，想让百姓能够迅速理解并应用其指导生活，应该是件比较困难的事。但先哲们充满了智慧和慈悲，就采用意象思维，用百姓生活中最具代表性的"水"与"火"两种具体物质来指代阴阳。因为水、火是百姓日常生活中使用最广泛的，水火不容，特性相反，人们对它们的感知也是最深刻的，故水、火成为理解阴阳的最佳指代物。《素问·阴阳应象大论》云："水火者，阴阳之征兆也。"类同火的特征的属阳，类同水的特征的属阴，由此就完成了哲学概念到具体物质的应用转化，也为五行思想的产生奠定了基础。

（二）气分阴阳

中国文化具有文史哲一体的特点。我们在理解中医的阴阳概念时千万不要将其简单地理解成现代哲学的矛盾对立统一观点。

《素问·阴阳应象大论》云："积阳为天，积阴为地。"这是描述了一气分阴阳而成天地的法则。轻清者上升，为阳，为天；重浊者下降，为阴，为地。一年四季气的变化规律是春夏"阳生阴长"，秋冬"阳杀阴藏"。"阳化气，阴成形。"这是说明阴阳二气的不同作用。阳主升，主温煦，化有形为无形之气；阴主降，主敛凝，化无形为有形之物。"寒极生热，热极生寒。寒气生浊，热气生清。清气在下，则生飧泄；浊气在上，则生膜胀。此阴阳反作，病之逆从也。"这是说我们人体阴阳之气的升降应该遵循自然的运行规律。正常情况下，脾主升清，胃主降浊，清气上升，浊气下降，一气周流，往来不息。假如吃太多了，消化不了，升降反作，意味着食物中的精微清气，不能由脾而向上输布给上焦的心肺，那它就要另找出路，从下而泄了。胃主降浊，胃中食物精华被吸收了，变成浊了，它应该通降下输，如果不降则淤积于上而生膜胀，甚至出现恶心、呕吐等胃气上逆的现象。天人相应，故篇名为"阴阳应象"。因此中医的阴阳绝不是纯粹哲学矛盾的思辨，而是针对气的不同运动状态的概括描述。

（三）立竿测影

一门学科发展至成熟必定会与数学紧密联系在一起。起源于生活观察的阴阳学说同样逐步走向科学的范式。古人在长期的生产、生活中，观测到树木、房屋在太阳下的影子与时间变化表现出同步的规律。由此，人们开始了通过观测日月星辰在天空中的位置来确定时间的科学探索，走上了科学的测量之路，也揭开了中华科技文明的序幕。人们通过观察太阳的升落现象提出了"日"的概念，从月亮的圆缺变化提出了"月"的概念，又从寒暑变迁产生了"年（岁）"的概念。基于天象变化计量时间并服务于生产需要，成为古代历法产生的历史背景。

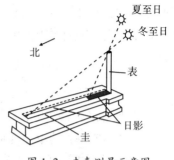

图 1-2　圭表测量示意图

立竿测影是我国古代用最简单的天文仪器来研究历法的方法之一。据记载，3000 多年前，西周丞相周公旦曾在河南登封县设置过一种以测定日影长度来确定时间的仪器，称为圭表。圭表直立于平地上测日影的标杆和石柱，叫做表；正南正北方向平放的测定表影长度的刻板，叫做圭（图 1-2）。古人通过观察日影和昼夜长短的关系，发现了冬至白天最短，夏至白天最长，春分、秋分昼夜相等的规律。圭表的发明当为世界上最早的计时器，是古代天文学发展的一次飞跃。

《周礼·地官司徒》有"以土圭之法，测土深，正日景（通'影'），以求地中……日至之景，尺有五寸，谓之地中"的记载。山西襄汾陶寺出土了目前最早的实物圭表遗址，也说明了古代"揆度日影，以效阴阳"的真实性。河南告成还有我国现存最古老、保存较完整的观星台，距今已有 700 多年的历史，不仅保存了我国古代圭表测影的实物，而且还是自周公"土圭测影"以来测影技术发展的高峰，反映了我国古代天文学发展的卓越成就。

（四）天圆地方与日影度天

古人通过对日影的观测完成了"天圆地方"的初步测定，逐步形成了天文学的"盖天说"。而现代科学认为天是圆的，地也是圆的，因此很多人望文生义，嘲笑古人愚昧地认为地球是方的。这实是最大的误解。"天圆地方"之说源于古代天文学的盖天学说。其代表作《周髀算经》中云："方属地，圆属天，天圆地方。方数为典，以方出圆。"方是方位之意，而方位又是通过测量天空中太阳、月亮等周而复始、如环无端的圆运动而来。因此，古人讲"天圆地方"。

《周髀算经》又云："光之所照，一日所行，远近之数，人所望见，四极之穷……曰夏至南万六千里，冬至南十三万五千里，日中立竿测影，此一者，天道之数……冬至、夏至者，日道发敛之所生也，至昼夜长短之所极。春、秋分者，阴阳之修，昼夜之象。昼者阳，夜者阴。春分以至秋分，昼之象。秋分至春分，夜之象。故春、秋分之日中，光之所照北极下。夜半日光之所照亦南至极。此日夜分之时也。故曰日照四旁。"由此可以看出，古人通过日影观测确定四季、昼夜的时间规律，完成二至、二分及天地之数的计算，同时通过对日影的观测完成对"东西南北"的空间定位。

《周礼·冬官考工记》亦载："匠人建国，水地以县（通"悬"），置槷以县，眡（通"视"）以景，为规。识日出之景与日入之景。昼参诸日中之景，夜考之极星，以正朝夕。"《灵台秘苑》中详尽描述了这一方法："梁祖景烁错综经法，先验昏旦，定刻漏。乃立仪表于准平之地，名曰南表。中更立一表于南表景末，名曰中表。夜依中表以望北极枢，而立北表。令参相直，皆以绳准定。若表直者，乃立表之地当子午之正。每看中表以知所偏，中表在东，则立表之处在地中之东，其西亦如之。取三表相直者为地中之正。又于二分之日候，日始东方半体见时，乃立表于中表之东，名曰东表。待日入西方半体，乃立表于中表之西，名曰西表。皆令中表与日参直，东、西二表朝夕皆要与日相直。若三表影直，即是南北之中也。若中表差南，则直表处在卯酉之南；差北，则卯酉之北。进退南北，求三表直东西，则地居卯酉之中正也。"人们经过长期观测，将春分、秋分日的日出、日入时日影末端两点的连线确定为正东西方向，在东西方向上作垂线，即为南北方向（图1-3）。因此"天圆地方"就是讲时间和空间，也就是古人对自

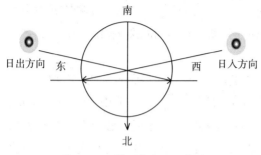

图1-3 日影测定方位示意图

然的科学把握，体现了老祖宗智慧的时空观念。由此完成空间的确定，是古代科学史上的伟大创举。

古代通过"日影度天"完成对时空规律进行科学把握的工程，可不是一代人能够完成的，而是经历了极其漫长的历史过程。《山海经》有"夸父与日逐走，入日，渴欲得饮，饮于河、渭；河、渭不足，北饮大泽。未至，道渴而死。弃其杖，化为邓林"的记载。恩师安徽中医药大学顾植山教授认为，"夸父逐日"的故事就是这段测日影定方位历程的缩影。现代人认为"夸父逐日"是神话传说，表达了先民坚韧不屈的精神。如此只理解了一半。实际上"夸父"是古代测日影的科学家们的代表。他们每天都要测量太阳的影子，逐日而走，经过数代甚至数十代人的努力，最终完成"东西南北"的方位测定。而对北方的测定标志着这项伟大事业的完成，之后不需要再用圭表观测了，故"弃其杖"。在那个文字不发达的时代，百姓只能通过口耳相传来记录这段历史。但在流传的过程中难免出现走样，最后演变成了《山海经》中神话版的"夸父逐日"。

（五）阴阳太极图

田合禄老先生依据《周髀算经》复原出"原始实测太极图"（图1-4），由此揭

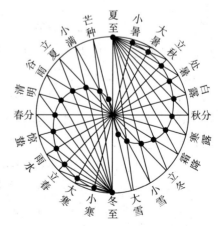

图1-4 原始实测太极图

开了太极图的起源之谜，有关太极图科学含义的问题也就可迎刃而解了。《周髀算经》记载的二十四节气所测日影长度如下。

夏至：晷长一尺六寸；　　　　　小暑：二尺五寸九分小分一；

大暑：二尺五寸八分小分二；　　立秋：四尺五寸七分小分二；

处暑：五尺五寸六分小分四　　　白露：六尺五寸五分小分五；

秋分：七尺五寸五分；　　　　　寒露：丈五寸四分小分一；

霜降：九尺五寸三分小分二　　　立冬：丈五寸二分小分三；

小雪：丈一尺五寸一分小分四　　大雪：丈二尺五寸小分五；

冬至：丈三尺五寸；　　　　　　小寒：丈二尺五寸小分五；

大寒：丈一尺五寸一分小分四　　立春：丈五寸二分小分三；

雨水：九尺五寸三分小分二；　　惊蛰：八尺五寸四分小分一；

春分：七尺五寸五分；　　　　　清明：六尺五寸五分小分五；

谷雨：五尺五寸六分小分四　　　立夏：四尺五寸七分小分三；

小满：三尺五寸八分小分二　　　芒种：二尺五寸九分小分一。

需要注意的是，原始实测太极图与我们常见的太极图有一定差别。关于太极图的源流，这又是一个复杂的问题。北京中医药大学张其成教授认为"天地自然河图"（图1-5）应是太极图的原型。对比田合禄老先生的原始实测太极图，二者似乎较为一致。当然，在整个《易经》体系中，还流传了其他不同版本的太极图，我个人认为，这些都是从不同的角度阐释了河图、洛书阴阳变化的规律，值得参考学习。

天地自然河图最早是元末明初时的赵㧑谦在《六书本义》中列出的。相传朱熹派他的门徒蔡季通亲自远赴蜀地寻找河图、洛书，求得三幅原图，有一幅图始终秘而未宣，蔡季通作书时也没有录图，而是将图藏于其孙蔡抗的密室，秘不示人，据赵㧑谦言即为此图。并注文："天地自然之图，伏羲时龙马负而出于荥河，八卦所由以画也。"

通过《四库全书》中的古太极图（图1-5），我们可以看出伏羲先天八卦图与阴阳太极图的关系。八个卦象是对于阴阳的量化

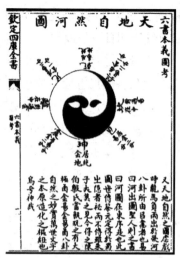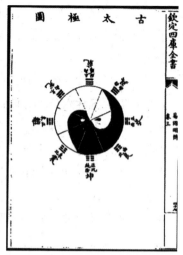

图 1-5 《四库全书》载天地自然河图、古太极图

图示。如乾卦，全体是阳；坤卦，全体是阴；兑卦，上为小阴，下为大阳。其他卦象以此类推。《六书本义》言："此图世传蔡元定得于蜀之隐者，秘而不传，虽朱子亦莫之见。今得之陈伯敷氏，尝熟玩之，有太极含阴阳，阴阳含八卦之妙。"由此来看，《易经》中"易有太极，是生两仪，两仪生四象，四象生八卦，八卦定吉凶，吉凶生大业"的内涵就非常明了。中医与《易经》皆本于阴阳学说，"医易同源"的提法也就可以找到比较合理的依据。现代很多人一提起《易经》和"八卦"就马上想到算命，其实这是对《易经》严重的误解。《易经》作为儒家六经之首，怎么可能仅是算命糊口之事！

（六）《易经》与中医

很多人喜欢"八卦"，问他有哪八个卦，就不知道了。这也真是个奇怪的现象。可见我们的传统文化基本素养水平实在堪忧。在中医理论里面，会涉及一些《易经》的内容，故在此简单为大家介绍。

《易经》的发展经历了三个大的时期。在上古时期，中华民族

"始祖母"华胥氏的儿子伏羲，通过"近取诸身，远取诸物"的比象思维创制了八卦，拉开了中华文明的序幕。传说伏羲在黄河边见到一匹生有斑纹的龙马，龙马身上的图案被叫做"河图"。伏羲受到了河图的启示，通过对日月星辰、季节气候、草木兴衰等事物和现象的观察，"通神明之德，类万物之情"而创出了八卦。《周易·系辞》中所说的"天垂象，见吉凶，圣人象之；河出图，洛出书，圣人则之"就是指的这段历史。从文化层面来讲，伏羲的八卦根于《河图》，但是从科学角度而言，当是上古先民观测日影的结果。到了神农氏，即炎帝时期，以艮卦为首，将八卦演绎为六十四卦，创《连山易》。《山海经》记载："伏羲氏得河图，夏人因之，曰《连山易》。"到了轩辕黄帝时期，则以坤卦为首卦，创《归藏易》。可惜这两种《易经》都已失传。到了中古时期，周文王演绎出新的六十四卦，并撰写卦辞。周公又为三百八十四爻撰写了爻辞。自此，卦形便配有了文字。图文兼得，象意参照，为《周易》的成书奠定了基础。到了近古时期，至圣先师孔子，五十岁开始虔心研习《周易》，对卦辞和爻辞作了进一步的诠释和发挥，形成《十易》，又名《易传》。我们现在看到的版本都是文王《易经》与孔子《易传》的合订本。后人将《易经》的发展总结为"人更三圣，世历三古"。

八卦是用"阴爻"和"阳爻"两个符号来表示的。乾卦对应的全部都是阳爻，坤卦对应的全部都是阴爻；兑卦上面是阴爻，下面为两个阳爻，表示"上面是小阴，下面是大阳"的状态；离卦上、下是阳爻，中间是阴爻；震卦上面是两个阴爻，下面是阳爻；巽卦下面是阴爻，上面是两个阳爻；坎卦如果竖着写就是古体的"水"字，把它横过来就是坎卦了，中间的阳爻代表一点真阳；艮卦上面为阳爻，下面全是阴爻。这都是观察阴阳之象得出来的，用简单的符号来描述自然的规律而已。古人为方便记忆，总结了八卦卦象口诀："天乾三连，地坤六断；雷震仰盂，山艮覆碗；火离中虚，水坎中满；泽兑上缺，风巽下断。"（图1-6）到了今天，很多人甚至连八卦卦名的八个字都认不全，可见我们传统文化的传承真的是十分紧迫。

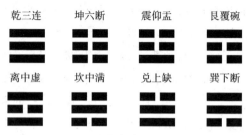

图 1-6　八卦卦象及记忆口诀

《周易》讲："八卦成列，象在其中矣……易者，象也；象也者，像也。"按照古太极图结合二至、二分、四立节气的日影长度，我们也可以看到八卦之象，这应该是伏羲"仰观天文"的所得（图 1-7）。冬至节气日影最长，全阴无阳，阴盛阳绝，其象为坤卦；立春节气阳初长，其象为震卦；春

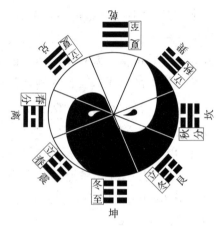

图 1-7　阴阳、八卦、八节图

分节气阴阳各半，其象为离卦；立夏节气阳盛阴衰，其象为兑卦；夏至节气日影最短，阳壮阴绝，其象为乾卦；立秋节气阴初生，其象为巽卦；秋分节气阴阳各半，其象为坎卦；立冬节气阴盛阳衰，其象为艮卦。这是将一年分成八个时间段，用八卦符号表示气候状态。《晋书·律历志》中的"逮乎炎帝，分八节以始农功"当是此段历史的记载。

在八卦取象的基础上，古人"类万物之情"而将之逐步拓展来涵盖万物。孔子在《周易·说卦》中对此进行了一次总结："乾，健也；坤，顺也；震，动也；巽，入也；坎，陷也；离，丽也；

艮，止也；兑，说也。乾为马，坤为牛，震为龙，巽为鸡，坎为豕，离为雉，艮为狗，兑为羊。乾为首，坤为腹，震为足，巽为股，坎为耳，离为目，艮为手，兑为口。"而通过阴阳卦象配比对应人体脏腑和气血运行规律等，就成为"医易同源"的基础，对中医产生了深刻的影响。《医学衷中参西录》里有一首叫做"青盂汤"的方剂，方用荷叶、生石膏、知母、僵蚕等，主治瘟疫表里俱热，头面肿痛，亦治阳毒发斑。本方之所以名"青盂"，是因为方中用了荷叶这味药，"青盂"指荷叶。在《周易》中，震卦之象为"仰盂"，而荷叶，其色青，且形如仰盂，故名之。古人运用类比的思维，把荷叶与震卦类比，认为荷叶有震卦之象，则亦具震卦之性，能禀初阳上升之气，故可载诸药上行头面，以治头面肿痛之症。刘河间创立的"清震汤"，也用到了荷叶这味药，又因震位在东方，卦象为雷，而本方治疗雷头风，所以取名"清震汤"。如果对易学文化一无所知，就很难理解这些思维方法和方剂。

八卦有"先天八卦"与"后天八卦"之分，由于两者的排列不同，配数不同，让很多人感觉一头雾水。下面分别简要介绍。

1. 先天八卦

对于先天八卦的排列（图1-8），在《周易·说卦》中有"天地定位，山泽通气，雷风相薄，水火不相射。八卦相错。数往者顺，知来者逆，是故《易》逆数也"的记载。八卦有其象，还有其序数：乾一、兑二、离三、震四、巽五、坎六、艮七、坤八。若把相对称

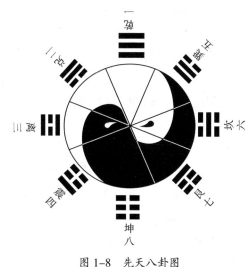

图 1-8　先天八卦图

的两卦象放到一起，就会发现阴阳"中和"了；如把对应的序数相加，都是九。所以先天八卦描述的是"万物负阴而抱阳"的静态。先天主静，就没有吉凶，万事万物此时都处于平衡的状态，也就是道家讲的"无"或"道"的状态，是一种浑元乾坤态。

2. 后天八卦

伏羲根据河图创制"先天八卦"，周文王则根据洛书创制了"后天八卦"（图1-9）。对于后天八卦，孔子在《周易·说卦》中说："帝出乎震，齐乎巽，相见乎离，致役乎坤，说言乎兑，战乎乾，劳乎坎，成言乎艮。"把文字转化成图形就是后天八卦图。后天八卦的序数为"坎一、坤二、

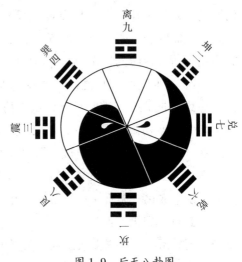

图1-9　后天八卦图

震三、巽四、乾六、兑七、艮八、离九（五为中宫）"。

后天八卦与"洛书九宫图"排列一致，所以一般认为后天八卦的序数和方位是由洛书确定的。我们可以看到后天八卦的序数横向、纵向、对角之和都是15，是最早的幻方数据，反映了万物发展演变的动态平衡规律。"吉凶"产生于"动"，所以孔子在《周易·系辞》中言："是故君子居则观其象而玩其辞，动则观其变而玩其占。"先天八卦讲本体，讲静；后天八卦讲动，讲变。因此在实际运用过程中，后天八卦运用得更多。涉及"方位""动态"的情况，多以后天八卦为准，而先天八卦则多用于"理数"方面。

3. 无字天书

八卦与河图、洛书有关系，而河图、洛书是阴阳五行术数之源，其最早记录于《尚书》，中国传统文化的太极、八卦、六甲、

九星、风水等皆可追源至此。《周易·系辞》有"河出图，洛出书，圣人则之"的说法，也说明河图、洛书在我们整个中华文化体系中占有极其重要的地位。河图的传说上面已经提到，而洛书的故事也同样流传于神话传说中：相传大禹在治水的时候，突然从河里出现一个神龟，背上有图，禹看到这个图就明白了天地自然基本的规律，受到此图的启发确定了治水方略，顺利将水患平复。上古的河图、洛书只有图形，没有数字，所以又被称为"无字天书"。

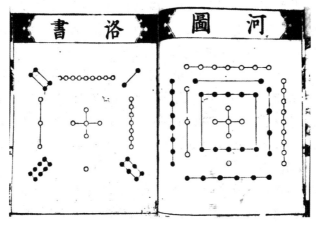

图 1-10　《周易本义》载河图、洛书

由于河图、洛书的起源久远，传承扑朔迷离，故关于其原始图形，至今也没有一个明确可靠的答案。从现存史料来看，1987年河南濮阳西水坡发现的一处距今约 6500 多年的墓葬中，用贝壳摆绘的青龙、白虎图像栩栩如生，正合河图"四象"之义；同年安徽含山出土的龟腹玉片上刻有洛书的图像，距今约 5000 多年。可知那时人们已精通河图、洛书之数了。这说明邵雍等先哲"河图、洛书乃上古星图"之言不虚。河图、洛书是以黑点或白点为基本要素，以一定方式构成若干不同组合，并整体上排列成矩阵的两幅图式，凝结了中国古代先民的智慧，成为中国古代文明的里程碑（图 1-10）。

河图中点数总和是五十五。其中一、三、五、七、九是"天数"，二、四、六、八、十是"地数"，天数累加是二十五，地数累加为三十，两数之和为五十五。河图中的天数是奇，为阳；地数是偶，为阴。"阴阳相索"成为万物之数。古人将之总结为："天一生水，地六成之；地二生火，天七成之；天三生木，地八成之；地四生金，天九成之；天五生土，地十成之。"古代哲学家通过河图中上、下、左、右、中五组数目，得出五行相生之理，天地生成之道。

古人将洛书的图案总结为"戴九履一，左三右七，二四为肩，六八为足，五居其中"。古代哲学家认为，洛书反映了阴阳逆克之理。《周易阐真》云："逆克者，以阴克阳，右行也。故中土克北方水，北方水克西方火，西方火克南方金，南方金克东方木，东方木克中央土。阴前阳后，阴静阳动，静以制动，以克为主，收敛成就之功也。"又云："河图形圆，阴阳合一，五行一气，无为顺生自然之道。洛书形方，阴阳错综，五行克制，有为逆运变化之道。"即所谓"图书合一"。

南宋朱熹、蔡元定云："河图主全，故极于十……洛书主变，故极于九。"数字运用是人类最初从动物界分离出来而成为人的重要标志之一。而在远古没有文字的时代，最好的表达方式就是图象。河图、洛书以象表数，开创了我国文化的"象数"之源。但是需要注意的是，在中国古人的文化观念中，一至十这十个基本数字都不单是数学意义的数字，每个基本数字都含有多层面的信息，是完美数、理想数、大智慧数，细说起来含义无穷。

《素问》运气七篇大论里"雨化三，火化七"等，都是源于洛书中的方位之数。《灵枢·九宫八风》也是以洛书为基础。如果对河图、洛书一点也不了解，就会不知所云。所以以上为大家简述河图、洛书的内容。

4.六十四卦

在八卦的基础上，周文王针对自然界和人类世界动态变化规律的复杂性，将八卦推演为六十四卦。八卦中的卦又称为"经卦"，两个经卦相叠加成为一个"别卦"。故六十四卦中的每一别卦有六个爻，同样是由阳爻（—）和阴爻（――）组成。从下往上分别为初爻、二爻、三爻、四爻、五爻和上爻。在表述的时候，因"九"是阳数之极，因此阳爻用"九"指代；"六"是阴数之极，因此阴爻用"六"指代。比如"九二"，表示的就是某卦第二爻是阳爻。如此，再看《周易》就能看出点门道了。

中医的很多内容都会用到《易经》六十四卦的表述方法。如中医脏腑关系里有个"心肾相交"的概念，又叫"水火既济"，就是借用《易经》里的"水火既济"卦，卦象是䷾。上经卦为坎卦，为水，为心阴；下经卦为离卦，为火，为肾阳。阴主降，阳主升，阴阳交合，心肾得交，水火既济。反之就是"水火未济"，代表"心肾不交"的状态。古代很多医家都是精通《易经》的大家，他们受到卦象的启发，创制了很多名方。如明代中医名家韩懋由《易经》"天一，地二；天三，地四；天五，地六；天七，地八；天九，地十"而悟出：取肉桂一钱以应"天一"之数，取黄连六钱以应"地六"之数，以改变人体"否卦"状态为"泰卦"的状态，命名为"交泰丸"。该方取黄连苦寒，入少阴心经，降心火，不使其炎上；取肉桂辛热，入少阴肾经，暖水脏，不使其寒下，寒热并用，如此可得"水火既济"。如果对《易经》毫无基础，很多古代医生的思维、智慧，我们就很难透彻理解，希望大家能够深入学习。因篇幅所限，故仅为大家介绍如此。

（七）"道"字诠释

《周易》云："一阴一阳之谓道。""道"是我们整个传统文化的中心，亦是中医追寻的终极目标。《清静经》里说："大道无形，生育天地；大道无情，运行日月；大道无名，长养万物；吾不知其名，强名曰道。"老子在《道德经》中又说："道可道，非常道；名可名，非常名。"初学者读到这些，往往很是发懵，很难体会其中的深奥道理。

"道"字会意之，上面是"阴爻加阳爻"，即是"一阴一阳之谓道"；下面是"自"，再加上一个"走"，即自己去体悟自然阴阳的变化规律，让你的行为、思想符合阴阳的规律就是有道。而不是像很多人理解的，突然给你变个东西来是"有道"了。老祖宗反复地跟我们强调："大道至简""百姓日用而不知"。我们到今天能健康地活着也是有道——日常生活能遵循自然规律，所以才健康成长。你能说你没有"道"吗？只不过我们自己不知道而已，这叫"暗合道妙"。有智慧的人明了此规律，会主动地随和"道"，而我们是被动的。什么又是"德"呢？思想、行为上主动符合"道"的规律，就是有德之人。如早上该起床了就起床，晚上该睡觉了就睡觉，即是"有德"。如果晚上该睡时不睡觉，就是"无道"，是"昏君"。《黄帝内经》说："主不明，则十二官危。"中医将人体比喻成一个国家，心为"君主之官"，是自己身体的"皇帝"。思维决定行为。如晚上要熬夜玩游戏，下达命令给身体，身体就要无条件执行。就像皇帝下达命令，明明知道是错误的，臣民也没法反抗。最终结果是人民造反，身体垮掉。希望大家从中明理，都要做自己身体的"明君"。《三字经》里讲："人之初，性本善；性相近，习相远"，也就是每个人本有的能力都是完全具备的，只不过随着习气的改变，导致本有的能力给丢掉了；"苟不教，性乃迁"，习气逐渐改变造成了本性的一种偏移。而中医和传统文化就是告诉我们怎么恢复本有的状态。

中医讲，"心主神明"，"神明之府"就是心。联系到传统文化来体会，就感觉意味无穷。我们认识自然世界的阴阳规律是用"心"来思辨、体会的。好与坏，高与矮的评判，按照传统文化的观点就是"分别心"在起作用。"分别"对应的就是"阴阳"。当我们起心动念的时候，就要先分阴阳。传统文化追求的最高境界是"一"，是要超越阴阳，无分别，无善恶，顺从自然法则。如果心真的恢复到本来状态，心量非常大，还会生气、郁闷、恐惧吗？

心安则身安，养生先养心。神本灵明，行为合道，自然健康。

在日常生活中我们也一直是无意识地按照阴阳的思维模式来处理事情的。比如一件事情，该做不该做？一条线划下去，先分阴、分阳，这就决定后面所有的一切了。假如最初的决定是错的，那么后面所有的努力都是白费，甚至会起到反作用。诊断疾病的时候，如果阴阳判断错了，意味着后面做得越精细，错的可能越多。学习中医，一定要将《黄帝内经》所告诉我们的思维融入生活。

《内经》把"阴阳"放到最重要的位置，概述我们整个宇宙的规律。一切系统的运动都是遵循阴阳的规律运行的，这在生活中更是随处可见。如手老是张开，正常吗？是有残疾；若手老是握着，也是有残疾。只有能够收放自如，阴阳和谐才是正常。这其中的道理多么朴素。因此，中医把复杂的问题中最根本、最精华、最共性的东西提炼了出来，即世间万物的变化都遵循着阴阳之道的变化规律。2017年诺贝尔生理学或医学奖授予了三位美国遗传学家，因为他们发现了昼夜节律的分子机制。他们成功地分离出了一种"PER"基因，并且发现，在晚上PER蛋白会在果蝇体内积累，到了白天又会被分解，且PER蛋白的浓度会循环震荡，周期为24小时，和阴阳昼夜节律相同。我们古老的中医理论被现代的科学家证明了。我们实践了上千年的阴阳规律，成果却让外国人获得了。但大家要注意，他们只是阐明了一个昼夜规律，我们中医还有很多规律等待揭示，如年月周期，五运六气的周期，还有元会运世等。大家要努力，相信我们老祖宗的智慧！

《素问·上古天真论》中有"法于阴阳，和于术数"的纲领性条文。在研读《黄帝内经》的时候，以此为标准就把《黄帝内经》分为两大部分，一部分是阴阳规律的阐述，另一部分则是阴阳术数的应用。我们再细看《黄帝内经》的组成，其中很大篇幅是在描述我们人体、自然四季、昼夜的阴阳变化规律。除此之外，剩下的部分都可归属于"数术"的范畴。数术应用则又可以分为两个部分，第一个就是五运六气理论，根据甲子历法预测某年的气候状态，以及相应气候状态对万物的影响规律；另一个就是《灵枢》中运用针刺调理人体阴阳的技术。这样来宏观分类《黄帝内经》的内容，会更明白一些，更容易把握。

（八）时间嵌套规律

对于时间规律的把握，中国古人当之无愧地走在世界前列，并且将之推到了登峰造极的境界。他们始终遵循"大道至简"的法则来指导生活，如宋代易学大家邵雍总结出的"元会运世"学说，这一规律就是时间嵌套规律。

古人依八卦的观念，将一个时辰刻划为八等份，每一等份称为"一刻"，约15分钟。所以古代一个时辰合计为120分钟。我们现在说60分钟是一"小时"，就是相对古代时辰讲的。

一日：地球自转产生了太阳的出、没，因此有晨昏、昼夜的现象。地球自转一周的时间即一日。一日之中分为十二时辰，依地支定名而有子、丑、寅、卯、辰、巳、午、未、申、酉、戌、亥，合24小时。

一月：以月相一次盈亏，约30日为一月。由于月球绕地球公转，当太阳和月球在天球上经度相同时，月球的背光面向着地球，所以看不到月光，叫做"合朔"，定为阴历月的开始；当月球绕到距日180°时，受光面全部对着地球，我们可见一轮满月，叫做"望"。月相由朔至望再回到朔，平均约29.5日，称为一"朔望月"，此为阴历月的长度。

一年：以12个月为一年。然而月份因以月球运行周期为准，12个朔望月约为354日，比回归年少约11天，这样只须经过17年，日期就会同季节发生倒置。为使月份与季节寒暑相配合，古人加上了"闰月"的设计，称为"阴阳合历"。农民依照这种历法进行农事活动，所以称为"农历"；因为源自夏朝，所以又称为"夏历"。

按照以上时间单位组成的结构，邵雍将时间周期扩大，积三十年为一世；积十二世为一运；积三十运为一会；积十二会为一元。一元结束后，接着下一元的开始，宇宙中又开创新天地。谓之"一元复始，万象更新"。

用数字表示如下。

1 日 =12 时（辰）；1 月 =30 日；1 年 =12 月；1 世 =30 年；

1 运 =12 世；1 会 =30 运 =10800 年；1 元 =12 会 =129600 年

按照邵雍的观点，我们整个中医文化与人类的文明都有规律可循，都有个"定数"。就像地球的生命也有期限，这也许是古人所说的"宿命"。但我们中华文化的高明之处在于还有"变数"。如果懂得顺应规律就能够改变命运，也就是"人定胜天"。如果不能将我们文化中的"定数"和"变数"弄清楚，就会"要么不信命，要么就是太信命"。只有将两者真正地融合，才能真正把握中华文化的内涵和精义。

（九）春夏养阳，秋冬养阴

根据一年四季的阴阳变化规律，中医有一条非常重要的养生原则："春夏养阳，秋冬养阴。"后面还有一句："以从其根，故与万物沉浮于生长之门。"阴之根是阳，阳之根是阴。对于生命来说，阴和阳应是和合的。不能一味地想着阳多了，就给泄阳，阴少了就滋阴，那是最简单的对抗疗法，不符合中医的思辨思维。我们学中医一定要注意，阴阳是一体的。看到阳必须想到阴，看到阴必须考虑阳的状态。通过了这一关，才算是超越了"文字相"的障碍。

古人将人体类比于整个地球。自然的气候状态是春夏阳气生发，天气逐渐变热；秋冬阳气内藏，天气逐渐转凉。在古代，当时的人们还没有认识到四季的产生是太阳直射点在南北回归线之间移动的结果，他们通过观察，认为四季的产生是由于阳气的运动：春夏阳气从地面下出来，使外面越来越热，而地下越来越冷；秋冬阳气内藏，地下则逐渐回暖，比如井水就是冬暖夏凉的。通过这一现象古人就认为，人跟地球一样，春夏阳气趋于体表，造成内脏阳气相对不足而偏寒，所以春夏很多人消化功能减弱，甚至由于"苦夏"而出现不思饮食的情况；立秋后阳气由表入里，回归脏腑，脾胃系统得到阳气的鼓动，功能加强，很多人就明显感觉饭量增加。夏天容易吃坏肚子，但冬天却很少也是这个道理。因此春夏应进食温热的食物，而秋冬则可适当进食寒凉。这与今天人们的喜好刚好相反。人们往往会随着嗜欲放纵自己，贪凉、贪热，从而导致严重的后果。比如，现在冰箱已经普及，食用冷饮非常方便，网上曾有报道称，一个大学生暑天连续吃了13块雪糕，结果造成胃大出血而死亡。这虽是极端的案例，但也可见我们今天民众的基本养生素养亟待提高。另外，很多人夏天把空调的温度调到十几度，这也是极易损伤阳气的。轻则导致肺阳不足，重则寒气入里造成脾胃阳虚，甚至出现肾阳不足。这样的案例在临床上比比皆是。冬天同样如此。很多人冬天家里的温度很高，甚至温暖如春夏；或饮食过于温热，这些都易导致内热淤积，损伤阴津。所以老祖宗教导我们："冬吃萝卜夏吃姜，不用医生开药方。"姜是温阳的，萝卜是通下滋润的，顺应四时阴阳的变化食用适宜的食物以平衡阴阳。

所以《伤寒例》里说，懂得顺天地之刚柔的人，就是有德之人，是君子。老是耍小聪明，认为自己能胜过老天爷，违反自然的规律，那就是小人。"小人"对应"大人"。什么叫大人？"大学之道，在明明德，在亲民，在止于至善。"懂得顺应规律，就是明德，你就是大人，否则就是小人。

（十）肺主治节

现在中医教材里"藏象学说"部分在解释"肺者，相傅之官，治节出焉"的时候，讲"治节"是治理、调节，肺主司呼吸，能推动、调节全身气、血、水的运行。但如果把这一解释放在《黄帝内经》的背景里来看，似乎不够透彻。

古人将官制与脏腑进行了一个类比。在古代农业社会，宰相要辅佐皇帝，最重要的任务就是保证农业社会的正常生产，要告诉老百姓什么时间要种什么农作物。所以在古代，历法就显得尤为重要。基于这个道理，我们可以思考，身体随着节气更替产生变化，谁起到关键传导作用？就是"相傅之官"——肺。所以"治节"，我个人理解为"调治使之符合自然节气变化"的意思。肺通过呼吸，时刻与自然相通应，并将对自然阴阳之气变化的感应传导于体内，通过"肺朝百脉"调整体内阴阳。因此这个"节"当为"节气"。所以我们在学习中医的时候依据于经典来思考可能会得到更丰富的内涵。

第二节　五行与六气

学医至今，我越来越认同"古代天文学是中华文明的源头"这一观点。通过对古代天文学知识的学习，虽然无法溯清所有问题的源头，但可以基本梳理出中医理论产生的来龙去脉，看清中医的本原，能够读懂《黄帝内经》。在古代，天文学为什么如此重要，细想其中道理也很简单明了。记得电视剧《大舜》里面有个场景，每当丰收之时，突然洪水泛滥，家园被冲毁，一切都没有了，百姓的生活非常痛苦。在古代，百姓对所处的生活环境一无所知，也就无法把握它的规律。先民们想要生存下来，首要问题就是搞清楚自己所处的环境与规律，这是关系到种族存亡的头等大事。因此古天文学应该就是在这种现实的需求中起步的。

明末大学者顾炎武曾说："三代以上，人人皆知天文。'七月流火'，农夫之辞也；'三星在户'，妇人之语也；'月离于毕'，戍卒之作也；'龙尾伏辰'，儿童之谣也。"《黄帝内经》的时代，古人已完成了对天文规律的把握。当时不仅仅是日常生活及农业所需，连政事活动都是根据天象来调整的。《黄帝内经》将当时的天文学成果吸纳到医学范畴，但可惜的是未能详细地引入，且随着时间的推移，出现"后世文人学士，有问之而茫然不知者矣"。到了今天我们更是都搞不清楚了。我们今天的生活太依赖现代科技产品，对我们赖以生存的自然环境越来越陌生，几乎将我们的本能都丢掉了。这对学习中医者来讲是需要警惕的。

一、五行内涵

（一）斗历文化

立杆测影是白天通过观测太阳的运行规律来掌握天文规律，晚上古人面对闪烁星空同样在思考着自然运行的规律，并且取得了惊人的天文学成就。北斗历法就是其中之一。我们的祖先历尽千辛万苦，最终找到了一个恒定的坐标体系来确定一年的寒暑变化，那就是北斗星——其运转规律与四时季节变化具有高度的一致性。

早在《尚书·舜典》中就有"璇玑玉衡，以齐七政"的记载。对于北斗星的运行，《鹖冠子·环流》中记载："惟圣人究道之情，唯道之法，公政以明。斗柄东指，天下皆春；斗柄南指，天下皆夏；斗柄西指，天下皆秋；斗柄北指，天下皆冬。斗柄运于上，事立于下；斗柄指一方，四塞俱成，此道之用法也。故日月不足以言明，四时不足以言功。一为之法，以成其业，故莫不道。一之法立，而万物皆来属。"我国古代的先民发现北斗的指向与四季的变化有着一定的对应规律。当北斗星的斗柄指向东方时，意味着春天已经来了；斗柄指南时，季节是夏天；指向西方时是秋天；指向北方时为冬天。四季轮替，与北斗四方的指向有着高度的吻合性。这就形成了古代先民"斗柄运于上，事立于下"的基本生活原则。顺承上天气候变化以安排农事活动，这当是古人"奉天承运""顺天者昌，逆天者亡"等思想产生的原点。《史记·天官书》中亦有"斗为帝车，运于中央，临制四乡。分阴阳，建四时，均五行，移节度，定诸纪，皆系于斗"的记载，进一步说明了北斗与历法的关系。战国早期的曾侯乙墓黑漆朱绘星宿图衣箱，其盖面中心书写一"斗"字，代表北斗七星，绕"斗"字一周书二十八宿名称。可见斗历文化的存在是不争的事实。

以北斗星作为最基本的参照方位，太阳每天的运动轨迹就是"左升右降"，东方升发，西方肃降，南方火热，北方寒水。中医"左升右降"的理论就是依据于此。需要注意的是，中国古代地图方位与今天的完全不同。古代是下北上南，左东右西，这也是古代天文学的基本常识。古代皇帝称为"天子"而代天行事，故坐北朝南，也是受此影响。《灵枢·九宫八风》依斗柄指向，确定了一年四时八节的时空方位、时间运行的序列和周而复始的运行规律，并以此论证和判断不同时空区域可能发生的贼风虚邪，以及邪气致病力的强弱和可能侵袭的脏腑等。如果对斗历文化一无所知，读《黄帝内经》就如身处云里雾里。

（二）阴阳应象

现行《中医基础理论》教材中的五行系统是依据《素问·阴阳应象大论》而来的，认为五行源于五材学说。"阴阳应象"顾名思义，乃是自然阴阳二气变化应于外的征象、现象。我们来看看《阴阳应象大论》原文是否与五材学说有联系。

"帝曰：余闻上古圣人，论理人形，列别脏腑，端络经脉，会通六合，各从其经。气穴所发，各有处名；溪谷属骨，皆有所起；分部逆从，各有条理；四时阴阳，尽有经纪；外内之应，皆有表里。其信然乎？岐伯对曰：东方生风，风生木，木生酸，酸生肝，肝生筋，筋生心，肝主目。其在天为玄，在人为道，在地为化。化生五味，道生智，玄生神，神在天为风，在地为木，在体为筋，在脏为肝，在色为苍，在音为角，在声为呼，在变动为握，在窍为目，在味为酸，在志为怒。怒伤肝，悲胜怒；风伤筋，燥胜风；酸伤筋，辛胜酸。

"南方生热，热生火，火生苦，苦生心，心生血，血生脾，心主舌。其在天为热，在地为火，在体为脉，在脏为心，在色为赤，在音为徵，在声为笑，在变动为忧，在窍为舌，在味为苦，在志为喜。喜伤心，恐胜喜；热伤气，寒胜热；苦伤气，咸胜苦。

"中央生湿，湿生土，土生甘，甘生脾，脾生肉，肉生肺，脾主口。其在天为湿，在地为土，在体为肉，在脏为脾，在色为黄，在音为宫，在声为歌，在变动为哕，在窍为口，在味为甘，在志为思。思伤脾，怒胜思；湿伤肉，风胜湿；甘伤肉，酸胜甘。

"西方生燥，燥生金，金生辛，辛生肺，肺生皮毛，皮毛生肾，肺主鼻。其在天为燥，在地为金，在体为皮毛，在脏为肺，在色为白，在音为商，在声为哭，在变动为咳，在窍为鼻，在味为辛，在志为忧。忧伤肺，喜胜忧；热伤皮毛，寒胜热；辛伤皮毛，苦胜辛。

"北方生寒，寒生水，水生咸，咸生肾，肾生骨髓，髓生肝，肾主耳。其在天为寒，在地为水，在体为骨，在脏为肾，在色为黑，在音为羽，在声为呻，在变动为栗，在窍为耳，在味为咸，在志为恐。恐伤肾，思胜恐；寒伤血，燥胜寒；咸伤血，甘胜咸。

"故曰：天地者，万物之上下也；阴阳者，血气之男女也；左右者，阴阳之道路也；水火者，阴阳之征兆也；阴阳者，万物之能始也。"

《阴阳应象大论》对五行系统进行了高度凝练和总结。需要我们注意的是，为什么是东方生风？北方也有风啊。其实关于五行系统的这几段文字是基于斗历这一天文背景对一年五段气候中自然现象的概括。

当北斗星斗柄指东的时候，春天来了，春风频吹，草木生长，故"风生木"。"神在天为风，在地为木"，这是典型的自然现象描述。关于"木生酸"，其中有很深的内涵，在后面讲到中药性味时再详细解释。"酸生肝，肝生筋，筋生心，肝主目""在体为筋，在脏为肝，在色为苍，在音为角，在声为呼，在变动为握，在窍为目，在味为酸，在志为怒。怒伤肝，悲胜怒；风伤筋，燥胜风；

酸伤筋，辛胜酸”，这是根据“天人相应”的原理阐述了人体生理、病理与春气的互应关系，高度概括了在春气的作用下，自然东风频吹，气候转温，草木发芽，肝以应之的“天人相应”，体现了天地万物同构性、同频性的变化规律。因此，在东风频吹，草木生发，颜色变青的春天，古人就取“木”这一生活中最常见、变化最明显的具体物质来指代这一气候状态，最终成为一个哲学概念。

“南方生热，热生火，火生苦，苦生心，心生血，血生脾”，这是描述了在夏季气候炎热状态下自然与人体的相应变化规律，并用“火”这一具体物质来指代这一状态。其他三季以此类推而出现“土”“金”“水”。

因此，“天人相应”是中医思维的眼目。自然气候与人体必然是同步变化。当春天来了，人体自然发生与之相应的变化。不管你有没有发觉，身体已经在变化了。春天人的念头就多，总是想着这一年该干什么。因为春天气机升发，人的念头自然也就变得多。小孩子为什么想法多，因为他们是人生之朝阳。从养生角度来讲，《内经》说春天要“广步于庭，被发缓行”。早上起来，被子先不用叠了，随意慢慢走走，不要打压生发之机。这些都是应“木喜条达”的自然机制。由此，古人观察到人体肝系统与外在的自然气机保持着同步变化，进而产生“天人同构、天人同频”的宏观思维。

由此可见，最原始的斗历文化对《黄帝内经》的形成发挥了重要的作用。《阴阳应象大论》所阐述的五行理论就是基于斗历文化而产生的。因此，五行是指自然界中五种气候的变化及其对万物产生的影响。中医把这五种气候状态用“木、火、土、金、水”五种具体物质来指代，从而形成了五行学说。《黄帝内经》，尤其是运气理论部分，系统地为我们归纳了天地万物，包括我们人类、动物、植物、疫病、天象等等同源、同构、同频的规律。凡是处在这个时空状态中，都会受到这一规律的影响。这就是“天人相应”的实质。中医的五行思想是非常朴素的。但如果把它简单理解成五种物质，那就一错千里了。

（三）一气周流，土枢四象

古时人们为了方便观测日、月和五大行星（金、木、水、火、土）的运转，便从黄、赤道附近的星座中选出 28 个作为标志，称为"二十八星宿"。春分时节，在东部的天空，"角、亢、氐、房、心、尾、箕"七个星宿组成一个龙的形象，故称东方苍龙七宿；在北部的天空，"斗、牛、女、虚、危、室、壁"七个星宿形成龟蛇互缠的形象，故称北方玄武七宿；在西部的天空，"奎、娄、胃、昴、毕、觜、参"形成一个虎的形象，故称西方白虎七宿；在南部的天空，"井、鬼、柳、星、张、翼、轸"这七个星宿形成一个鸟的形象，故称南方朱雀七宿。由以上各七宿组成的四个动物的形象，称为"四象"。在"四象"基础上增加中央"土"而成为五行。清代名医黄元御老先生对此给予了高度概括：

"阴阳未判，一气混茫。气含阴阳，则有清浊，清则浮升，浊则沉降，自然之性也。升则为阳，降则为阴，阴阳异位，两仪分焉。清浊之间，是谓中气，中气者，阴阳升降之枢轴，所谓土也。

"枢轴运动，清气左旋，升而化火，浊气右转，降而化水。化火则热，化水则寒。方其半升，未成火也，名之曰木。木之气温，升而不已，积温成热，而化火矣。方其半降，未成水也，名之曰金。金之气凉，降而不已，积凉成寒，而化水矣。

"水、火、金、木，是名四象。四象即阴阳之升降，阴阳即中气之浮沉。分而名之，则曰四象，合而言之，不过阴阳。分而言之，则曰阴阳，合而言之，不过中气所变化耳。

"四象轮旋，一年而周。阳升于岁半之前，阴降于岁半之后。阳之半升则为春，全升则为夏；阴之半降则为秋，全降则为冬。春生夏长，木火之气也，故春温而夏热；秋收冬藏，金水之气也，故秋凉而冬寒。土无专位，寄旺于四季之月，各十八日，而其司令之时，则在六月之间。土合四象，是谓五行也。"

黄元御老先生认为，一年四季的气候变化都是"中气"变化的结果，即"本于一气"（图1-11）。中气为"阴阳升降之枢轴"，"枢轴旋转，清阳半升于左"，称之为木——当阳气处于升发状态，还没有到达火位的时候，我们用一个具体的物质"木"来代表，木性升发，故其气温；"清阳

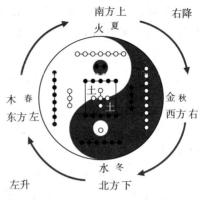

图1-11　一气周流、土枢四象图

全升于上，积温成热"，则为火，火性上炎，故其气热；当"浊阴半降于右"时，则为金，金性收敛，故其气凉；"浊阴全降于下，积凉成寒"，则为水，水性蛰藏，故其气寒。他用非常简短、概括性的文字给我们阐述清楚了阴阳、五行之间的内涵和关系。阴阳、五行都是对自然气息的一种把握，两者密不可分。

学习中医可以先研读黄元御老先生的书，尤其是《四圣心源》，是他的巅峰之作。黄元御老先生认为自己领悟、传承了岐伯、黄帝、扁鹊和张仲景四位医学圣人的心法，故将此书命名为《四圣心源》。此书可以作为学习中医的重要入门参考书，尤其是对中医思维模式的构建有着重要的作用。黄元御老先生对《黄帝内经》《伤寒论》《金匮要略》都进行了系统性注解，无论是其医学理论还是临床医案，始终贯穿着"一气周流，土枢四象"的思想，乾隆皇帝曾赞誉他"妙悟岐黄"。还有名老中医李可老先生极力推荐的民国名医彭子益所著的《圆运动的古中医学》，其思想也是与之一脉相承，都是从《黄帝内经》演化而来，可以参考。

另外值得一提的是，古代人民还根据二十八星宿中某一宿出没或到达中天的时刻来判定季节，这对我们整个中国文化产生了深远的影响。如，在农历"二月二"的晚上，人们观察到苍龙星宿自东方夜空升起，代表"龙角"的两个角宿，首先从东方地平

线上显现；大约一个钟头后，亢宿，即龙的"咽喉"，升至地平线以上；接近子夜时分，氐宿，即"龙爪"，也出现了。这就是"二月二龙抬头"这一民俗节日的天文学背景。苍龙七宿出现，意味着春天来了，万物生发。古人就是借天象之生发之气，表达了对后世子孙的希望和告诫，希望后世子孙要保持和苍龙一样昂扬向上的斗志。《易经》云："天行健，君子以自强不息。"具有这种"龙马精神"的人才是龙的传人。每年的初春，人们通过理发以振奋精神，后来逐步演化为民俗活动。又由于我国北方地区春季干旱少雨，"春雨贵如油"，而赖以生存的农业生产又离不开水；龙是祥瑞之物，又是风和雨的主宰，因此人们就祈望龙行云布雨，滋润万物。明代《宛署杂记》中就有记载："二月二日为龙抬头。乡民用灰自门外蜿蜒布入宅厨，施绕水缸，呼为'引龙回'"，后逐步演化成"青龙节"。龙文化在我们整个传统文化史上有着非常重要的地位。我们也承认自己是"龙的传人"。其实这些文化、民俗都来源于古天文学。

（四）天干与五行

古人通过天象观测把一年之气分成五个时段，依次出现"木、火、土、金、水"五大类的自然现象。在古代农业社会，人们对植物生长变化的观察尤为细致。经过长期的观察总结，根据不同时期植物生长的形态特点，同样可以完成对时间的描述和把握，由此逐步形成了关于"十天干"的知识。《说文解字》（以下简称《说文》）等典籍对"十天干"的解释即由此意，现摘录如下。

"甲"是天干第一位。《说文》："甲，东方之孟，阳气萌动，从木，戴孚甲之象。一曰：人头宜为甲，甲象人头。"《释名》："甲，孚甲也，万物解孚甲而生也。"

"乙"是天干第二位。《说文》："乙，象春艸木冤曲而出，阴气尚彊，其出乙乙也……乙承甲，象人颈。"《史记·律书》云："乙者，言万物生轧轧也。"

"丙"是天干第三位。《说文》："丙，位南方，万物成，炳然……丙承乙，象人肩。"

"丁"是天干第四位。《说文》："丁，夏时万物皆丁实。象形。丁承丙，象人心。"

"戊"是天干第五位。《说文》："戊，中宫也……戊承丁，象人胁。"《汉书·律历志》云："夫五、六者，天地之中合。"

"己"是天干第六位。《说文》："己，中宫也。象万物辟藏诎形也。己承戊，象人腹。"

"庚"是天干第七位。《说文》："庚，位西方，象秋时万物庚庚有实也。庚承己，象人脐。"

"辛"是天干第八位。《说文》："辛，秋时万物成而孰（通"熟"）……辛承庚，象人股。"

"壬"是天干第九位。《说文》："壬，位北方也。阴极阳生……壬承辛，象人胫。"

"癸"是天干第十位。《说文》："癸，冬时，水土平，可揆度也……癸承壬，象人足。"

唐·司马贞《史记索隐》曰："《尔雅·释天》云岁阳者，甲、乙、丙、丁、戊、己、庚、辛、壬、癸十干是也。""岁阳"就是标识、记录太阳的运行与计数，十天干的本意即是对植物一年生长周期变化的形象表达。而植物的这一变化是顺应一年太阳视运动所产生的五行变化而来，因此，就形成了天干与五方的配属关系：

"东方甲乙木，南方丙丁火，西方庚辛金，北方壬癸水，中央戊己土。"

在中医五行藏象体系中，又可以配属脏腑：

"甲胆乙肝丙小肠，丁心戊胃己脾乡。庚属大肠辛属肺，壬属膀胱癸肾藏。三焦亦向壬中寄，包络同归入癸方。"

掌握了这一知识点，就很容易明白中医古籍中用天干表示时空和脏腑的相关内容（图1-12）。如清代名医黄元御在《四圣心源》

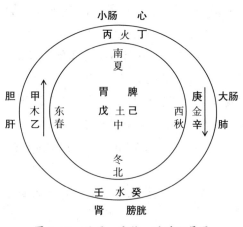

图1-12　天干、方位、脏腑配属图

中阐述脏腑特征规律时多是采用这一配属方法："五行之中，各有阴阳，阴生五脏，阳生六腑。肾为癸水，膀胱为壬水，心为丁火，小肠为丙火，肝为乙木，胆为甲木，肺为辛金，大肠为庚金。五行各一，而火分君、相。脏有心主相火之阴，腑有三焦相火之阳也。"这些知识在古代都是常识，但对我们现代人而言，却变成了难以理解的天书。据文献记载，4000多年前我们的先民就开始以天干纪日。《素问》中运气部分和《灵枢》中经络部分也经常出现天干、地支的内容。如果对这些知识不了解，就很难真正理解中医。但需要注意，天干与五行的配属除上面一种外还有其他的配属方法，如运气理论部分就用到了另外一种配属方法，将在后文为大家说明。

（五）五行特征

《尚书·洪范》中有"五行：一曰水，二曰火，三曰木，四曰金，五曰土。水曰润下，火曰炎上，木曰曲直，金曰从革，土爰稼穑"的记载。现行教材引用此文高度概括五行特征。而在后面解释五行的特性时，却未能解释圆满，易让人误解。因此，必须要将五行回归到整体，即"一气周流"的气化规律，才能解释清楚。

"水曰润下，火曰炎上。"这是说明水火之特征。自然中水火不相容。但对于生命体而言，水火必须"既济"。火炎上太过则病。我们常说发炎了，上火了，都是病态。同理，水润下太过亦为病，如遗精、早泄、泄泻等都是病态。所以理解五行特征要注意对整体状态的把握。在气的运动过程中，阳气向上动态布散，阴气向下动态布散。但阳极则阴，阴极则阳。因此，心火要下潜于肾，使肾水不寒；肾水要上升于心，使心火不亢，达到水火既济，让我们的身体处于阴阳平衡的状态。

"木曰曲直。"阳气直升到达阳位，生火而喜。若不能够直达则曲，曲而不升则郁，郁冲不通则怒。自然界万物都是如此。如给予植物足够的条件，其生长直立；若石头压草，它也会弯曲生长。人的心理，同样如此。心里起念，如果遂愿了，则心情大爽；若是被打压，则心中郁闷不舒，或郁怒或暴怒，终究要找到一个作用点，发泄出来。据临床观察，脾气不佳、遇事暴怒者，其自身肝胆不易出问题，因为暴怒发泄出来也是气机疏泄的一种形式。但他周围跟他亲近的人就倒霉了，天天受他的气，反而易出肝胆的问题。郁怒最伤身体，因为气机无出路，只能在体内郁结乱窜，损及自身脏腑。中医讲"风为百病之长"，故怒当为七情之首。养生先养心，养心首当戒怒。

"金曰从革。"金性降敛，顺从则阳气得降；阳气不降则革居于上，下无出路，则会逆而上犯，扰乱心神。"革命"一词就是源于中医。心为君主之官，上令当下达，谓之顺。心者君主，肺者宰相。若阳气不降，逆犯于上则扰心乱肺，谓之"革命"。今天很多家庭，就是五行失位。老子变儿子，儿子反倒成老子。现在很多孩子为什么逆反，因为很多家长不在君主之位，昏庸无知，不知道教育孩子长幼有序的道理，一味地溺爱，养成了孩子在家里飞扬跋扈的习惯。小孩，四川地区常叫"小鬼"。他们处于人生之"木"的阶段，升发之性明显，所以内心会有各种的思想和想法，整天"鬼头鬼脑"的。很多家长认为小孩什么也不懂，这是错误的知见。小孩子学习、模仿的能力恰恰是最强的。所以古代为人父母者，在孩子面前言谈举止都非常谨慎。"三岁看大，七岁看老"，就是说明对一个人的成长，小时候的家庭教育是最重要的。

小孩不知道分辨事情的对错和轻重缓急，若一直宠惯，不懂得教育，等长大了就变成"魔鬼"，且很难改正，正是所谓"少成若天性"。所以古人强调"百善孝为先""孝者顺也"。我们今天的社会，家庭教育的缺失是个非常严重的问题。习主席提出恢复"家风""家道"有着深远的意义。但是家风、家道的建立绝不是一代、两代人能完成的，至少需要三代以上的实践、努力才能形成。

《素问·阴阳应象大论》说："左右者，阴阳之道路也；水火者，阴阳之征兆也。""左右"就是指的"金木"。金木是阴阳运行的道路。《四圣心源》云："金木者，水火所由以升降也。木直则肾水随木而左升，金从则心火随金而右降"，即木升金降。"使坎离交媾，龙虎回环，则火下炎而不苦，水上润而不咸，木直升而不酸，金从降而不辛"，否则"木曲而不直，故肾水下润；金革而不从，故心火上炎"。因此，只有把五行放到整体的思维框架，才能理清其基本的内涵。俗语常说"买东西"，为什么不说"买南北"？学了五行我们就知道，东西是指的金木，是阴阳之气转化的中间状态，可以搬运、利用；而南北是指的水火，是阴阳之本，不可妄动。

"土爰稼穑。"稼穑是农事活动的总称。春种为稼，秋收为穑。《孟子·滕文公上》云："后稷教民稼穑。"土为水、火、金、木四象之中气，对应人体中焦之脾胃。脾胃能够消磨饮食水谷，为人体气血生化之源。古人取象比类，将此功能类比于农事活动。古代中国是以小农经济为基础的农业国家，农业生产是社会的根基，故脾胃被称为"后天之根本"。脾胃中气，为人体"阴阳升降之枢轴"，"左旋则化木火，右转则化金水"，所以土为"四象之父母"。古人云："有胃气则生，无胃气则死"，正是反复强调顾护脾胃的重要性。若脾胃升降反作，"己土不升，则水木下陷，而作酸咸；戊土不降，则火金上逆，而作苦辛"。故《四圣心源》云："四象之酸苦辛咸，皆土气之中郁也。四象之内，各含土气，土郁则传于四脏，而作诸味。调和五脏之原，职在中宫也。"由此我们想到中药甘草，味甘，是在中药方剂里应用最广泛的一味药。李时珍称其"调和众药有功，故有国老之号"。《长沙药解》云："（甘草）味甘，气平，性缓。入足太阴脾、足阳明胃经。备冲和之正味，秉淳厚之良资，入金木两家之界，归水火二气之间，培植中州，养育四旁，交媾精神之妙药，调济气血之灵丹。"可见其功用广泛的原因。

张景岳《类经图翼》说："盖造化之机，不可无生，亦不可无制。无生则发育无由，无制则亢而为害。生克循环，营运不息，而天地之道，斯无穷已。"五行的生克，使得万物保持平衡的状态。但现在很多教学资料在阐述相生时，找一个火把的图片来解释"木生火"；将"火生土"解释为火烧东西化为灰烬。如此解释，将我们中医的五行实质淹没在儿戏中，怎么能让经过现代科学教育的学子们信服中医的智慧？因此，我们要记住，五行是古人用木、火、土、金、水五种具体物质类比于自然能量运行规律的理论模型，不是具体物质的转变。黄元御曾言："五行之理，有生有克……其相生相克，皆以气而不以质也，成质则不能生克矣。"也就是说，五行是讲"气"的层面的转化，不是讲具体的形质。俗语云："差之毫厘，谬以千里。"如果把五行理解为五种物质，那是入门即错，后面就一错千里，可不憾哉！

（六）五行与八卦

如果从传统文化层面来看，五行的思维方法传承于《易经》象形思维。《易》有太极，是生两仪，两仪生四象，四象生八卦，八卦定吉凶"，这是给我们提炼出了宇宙的演化规律。中医取到四象的概念，未再用后面的八卦。太极作为本源，两仪就是阴阳；两仪生四象，四象是"金、木、火、水"，中间加一个起到承载作用的"土"，合而为五行。由于五行和八卦都是基于自然阴阳之气的不同来划分的，所以二者之间就有着密切的关系，这也是"医易同源"的根据之一。

在传统文化体系里，五行与后天八卦之间存在着固定配属关系（图1-13）：乾、兑属金，坤、艮属土，震、巽属木，坎为水，离为火。我国位于赤道以北，南方炎热，因此古人把离卦"火"放在南方，象征夏天；北方寒冷，对应坎卦"水"，象征冬天；东方是太阳升起的地方，一片生机，对应震卦"木"，象征万物生长的春天；西方是日落的地方，

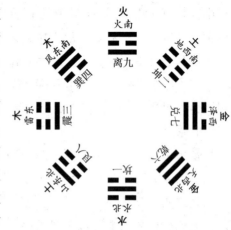

图1-13　五行、八卦配属

把兑卦"金"放在西方，象征肃杀、收藏的秋天。如此四季分明，确定了二分、二至。在此基础上，增加艮卦、巽卦、坤卦、乾卦以应立春、立夏、立秋、立冬，进一步细分为八节。《晋书·律历志》载："逮乎炎帝，分八节以始农功。"艮卦居于东北之位属土，巽卦居于东南之位属木，坤卦居于西南之位属土，乾卦居于西北之位属金。

我们生活的方方面面均符合五行、八卦的原理和规律。如我国南北方人们的体质、生活习俗等差异。南方热，"天人相应"，则人体之气多趋于表，封藏不足，消耗较多，故南方人的身高相对矮一些，且内脏消化能力较弱，饮食上不喜食冷饮，而喜喝热茶。北方属水，为坎卦，坎卦应肾，肾主骨，主封藏，故北方人个头较高大；北方寒，"天人相应"，则人体气多趋于里，内脏消化能力较强，如东北人冬季喜食冷饮。又南方属火，应离卦，离卦在《易经》应目，大家看南方人，比如福建人的眼睛，大多是里陷的，非常漂亮。离卦属火应心，心主思维，故南方人做生意很精明。

东北、西南分别应艮卦、坤卦，均属土，土主化生万物。东

北有"北大仓",是我国重要的粮食基地;西南部四川等地,历来被称为"天府之国",物产丰富,人口众多,均应"土主化生"的特点。又因西南坤位,湿土化生,酿酒菌多样,所以中国的名酒多产自西南地区。兑卦、乾卦应西和西北,五行属金,我国版图上的高原、山脉大体也都是分布在这些区域。

从历史上看,历代战争从南往北打的少有成功的,但是从北向南打的基本都成功了。毛主席当年万里长征转战到陕北以及解放战争首先解放东北的战略,是暗合历史规律还是他老人家深谋远虑的智慧体现,我们不得而知。但是这的确也顺应了五行"水克火"的自然规律。北京中山公园社稷坛中的五色土,是古代由各地进贡而来,表明"普天之下,莫非王土"。这在《尚书·禹贡》中就有记载:"禹别九州,随山浚川,任土作贡……海岱及淮惟徐州……厥贡惟土五色。"可见五行思想对我国的政治、经济、文化影响深远。而我至今一直在思考,在上古交通不便、信息闭塞的时代,人们是如何发现五方之土色不同的。但我认为,在科学昌明的今天,面对传统古老的学术,我们首先应该心存敬畏和感恩,不应该轻易地批判、扬弃。

二、六气贯解

现行中医教材中,阴阳、五行等内容还算相对完整,藏象学说也是以阴阳五行作为理论框架的,但缺乏对六气内容的系统论述,导致现在很多中医人的中医基础理论存在结构性的缺陷。教材中对"六气"仅仅是在病因章节里相对"六淫"的概念提到过而已。由于缺乏这部分的内容,很多人在学到十二经络命名时,不知从何而来,只能死记硬背;学到《伤寒论》六经辨证时,更是不知所云。因此我认为六气内涵的缺失是现行中医教材存在的严重问题,对学院教育的人才培养质量有着重大的影响。基于此,以下将系统地讲解六气及其与五行、经络的关系,把六气、六经及其与中医理论的关系梳理清楚,如此再看《伤寒论》或者后世各家的医书，就应该没有太大的障碍了。

对于六气内容的学习，我特别感谢恩师安徽中医药大学顾植山教授。他老人家无私的教诲给予了我莫大的启发。顾老出身医学世家，幼承家学，是龙砂医学流派的代表性传承人。顾老为人谦逊，知识渊博，治学严谨，一心传道授业解惑，实为中医界的楷模，愿更多的人亲近之。2015年得潍坊职业护理学院李宏师姐的引荐，有幸拜顾老为师，开始系统学习龙砂医学流派的思想，获益无穷，实是三生有幸。

龙砂医学流派的历史可以追溯到宋末元初的江阴大学者陆文圭，其被学界推崇为"东南宗师"，为龙砂文化区的形成、发展和龙砂医学的产生起到了重要的奠基作用。龙砂医学流派重视《内经》五运六气理论的临床运用；善于结合辨体质和三阴三阳"开阖枢"理论指导经方的应用；并基于肾命理论运用膏方养生治未病，这是其三大主要学术特色。

近年来，顾植山教授深入阐发了运气学说中"三阴三阳"和"三年化疫"等重要理论，引起了中医学界对运气学说的重视。著名中医学家方药中先生曾指出："运气学说是中医学基本理论的基础和渊源。"顾老带领师兄们对五运六气理论的弘扬，正在引领中医学界向中医传统思维的回归。愿后学能留意学之。

（一）从"SARS"说起

2003年发生的"SARS"疫情这一重大公共卫生事件，不仅对人民生命健康带来了巨大的危害，也给我国的经济、社会等多个方面造成了极大的影响。但是在"SARS"期间，中医也迎来了崭露头角的历史机遇。

"SARS"作为一种强烈的传染病，中医能否治疗？事实证明中医能够治疗！当时中医界泰斗广州中医药大学邓铁涛教授带队用中医治疗"SARS"，取得了圆满的成绩，可以说让中医"一战成名"，同时获得了世界卫生组织的高度肯定。其实在几千年前的

《黄帝内经》中早已"预测"了"SARS"的发生！《素问·本病论》云："此乙庚失守，其后三年化成金疫也，速至壬午，徐至癸未，金疫至也。"2003年恰好就是癸未年。金疫，"金"对应着肺脏，且"SARS"最早被叫做"非典型肺炎"，后来确定是由病毒引起，改叫"SARS"。恩师顾植山教授曾在《疫病钩沉》中讲到"SARS"病情的来龙去脉，并准确地预测了"SARS"的消退时间，其发生、消退的时间都符合中医五运六气"三年化疫"的规律，大家可以查阅。记得当时全球协作，有针对性地研究疫苗，但还未到临床试验阶段，"SARS"竟然在2003年5月22日后几乎一夜间消失得无影无踪，真是奇怪！《光明日报》还刊登过顾老的一篇文章，题目叫"为什么说中医药学是打开中华文明宝库的钥匙"。此文高度概括，勾勒出中医与运气之间的关系，而且从文化的高度，将炎黄文化的起源等问题阐述得非常清楚。读罢，很多疑问都会豁然开朗。

2012年凤凰卫视《社会能见度》栏目曾经做过一个"生命不可承受之重——非典后遗症患者调查"专题。这个报道关注的是2003年那些逃过一劫的"非典"患者，他们的生命得以保存，走出了医院，然而他们中很多人却成了非典后遗症患者。因当时情况紧急，治疗"SARS"的主流方法是采用西医大剂量激素冲击疗法。这一疗法造成了严重的后遗症——股骨头坏死，被称为"不死的癌症"。《湖南工人报》也曾报道："10年后的今天，他们依然没有走出非典的阴影——看病、上访、接受媒体采访、病友们偶尔团聚互相安慰，几乎成了他们生活的全部。"同样可怕的是，我们大部分人选择了遗忘这段历史。而经中医治疗的痊愈患者，均未出现此情况。这个事给我的触动很大。我们要思考医学的价值到底是什么？中西医各自的优势又是什么？以期能够避免此类事件的再次发生。

（二）六气与三阴三阳

六气是风、寒、暑、湿、燥、火六种气候状态。五行是将一年划分为五个区段，六气则是划分成六个区段，也是基于自然一气阴阳的变化。我们在思考中医概念的内涵时要注意回归到中医经典上。《黄帝内经》里将阴阳与六气结合的论述主要在《天元纪大论》里面，这是一段非常重要的文字。

"寒暑燥湿风火，天之阴阳也，三阴三阳上奉之。木火土金水火，地之阴阳也，生长化收藏下应之。天以阳生阴长，地以阳杀阴藏。天有阴阳，地亦有阴阳。木火土金水火，地之阴阳也，生长化收藏。故阳中有阴，阴中有阳。所以欲知天地之阴阳者，应天之气，动而不息，故五岁而右迁，应地之气，静而守位，故六期而环会。动静相召，上下相临，阴阳相错，而变由生也……

"帝曰：其于三阴三阳，合之奈何？鬼臾区曰：子午之岁，上见少阴；丑未之岁，上见太阴；寅申之岁，上见少阳；卯酉之岁，上见阳明；辰戌之岁，上见太阳；巳亥之岁，上见厥阴。少阴所谓标也，厥阴所谓终也。厥阴之上，风气主之；少阴之上，热气主之；太阴之上，湿气主之；少阳之上，相火主之；阳明之上，燥气主之；太阳之上，寒气主之。所谓本也，是谓六元。"

这段经文明确指出自然六气"寒暑燥湿风火"是描述"天之阴阳"，是天的阴阳状态，寒、湿为阴，风、燥、火、暑为阳。将其应用到中医理论时，用三阴三阳来标注六气，即是"上奉之"的意思。因此，我们在中医里面看到"太阳""少阳""阳明""太阴""少阴""厥阴"，要立刻想到其与"六气"的对应关系。

五行是说明地之阴阳的变化状态，是阐述"生长化收藏"功能的。中医将火分为君火、相火。《黄帝内经》有"君火以明，相火以位"的论述，说明君火、相火功能不同。我认为，火本属一，因用而分二。也就是我们身上的阳气，被分成两大类：心主神明，思维智慧之阳气为君火；人身上温煦机体的阳气为相火。因此，在脏腑与五行配对时，心为君火，心包、三焦为相火，跟天之阴阳相配。

最需要留意的是"合之奈何"。"合"就是天人合一、天人相应。读《黄帝内经》的时候，每个字都要留意。古人认为生命的形成与运转都必须依赖于天地合和，只有这样，万物才能得以生存、发展。天之阴阳为六气，地之阴阳为五行。万物都是"动静相召，上下相临，阴阳相错，而变由生"的，故万物都兼具天、地的特征。那么，三阴三阳是怎么与六气对应和合或者"上奉"的？

"厥阴之上，风气主之。"厥阴对应的是风气，所以有"厥阴风木"之说。

"少阴之上，热气主之。"热气为君火，所以有"少阴君火"之说。

"太阴之上，湿气主之。"太阴主湿气，所以有"太阴湿土"之说。

"少阳之上，相火主之。"少阳为暑热之气，所以有"少阳相火"之说。

"阳明之上，燥气主之。"阳明对应燥气，所以有"阳明燥金"之说。

"太阳之上，寒气主之。"太阳对应寒气，所以有"太阳寒水"之说。

《黄帝内经》在这里给我们详细地阐明了六气与三阴三阳的对应关系。具体见表1–1。

表1–1　三阴三阳与六气对应表

厥阴	少阴	太阴	少阳	阳明	太阳
风木	君火（热）	湿土	相火（暑）	燥金	寒水

（三）三阴三阳与"开阖枢"运动

《道德经》中采用类比的方法描述了自然阴阳之气的运动变化规律："天地之间，其犹橐龠乎？虚而不屈，动而愈出。"橐（tuó）

是指用皮子做成的气囊，具有鼓风的作用。在农村的同学也许还能看到，烧火用来鼓风的风箱，是与之类似的。龠（yuè）是古代的一种吹奏乐器，已失传。有学者认为河南贾湖遗址出土的骨笛当是龠。古人将天地之气的运动比喻成橐龠的运动，"虚而不屈，动而愈出。"万物都是由天地开阖而产生的。一开一阖则一寒一暑。天地虽是空的，但不是什么都没有，动则风来。这就是道家"无中生有"的思想渊源，认为宇宙万物都是生于无，"无"是宇宙的本源。万物发展到最后也都归于无，《道德经》称之为"归根"。一呼一吸，一开一阖，春夏万物生长，秋冬落叶归根，表现出周期性的运动规律。

《黄帝内经》继承了这种对天地运动规律的认识，且更进一步地细化描述，称之为"开阖"。其基本意思跟前面讲的一张一弛，一阴一阳是一个道理。自然一气的"一开一阖，一张一弛"运动，化生万物。在"开阖"的基础上，介于开、阖之间，《黄帝内经》加了个枢转的环节。就像开门一样，不能无限的开，还要再回来，起到中轴作用的就是"枢"。中医里常会看到"枢机不利"，就是指运转的轴出问题了。故《黄帝内经》概括出阴阳"开、阖、枢"的三种运动状态：阴阳在运动的过程中，从两端来讲分别为开和阖；再细化，开、阖中间都有一个枢纽，则阴分为三、阳分为三，故阴阳的"开阖枢"运动产生了三阴三阳六气。

对阴阳"开阖枢"的运动过程，《素问·阴阳离合论》中有详细的论述。

"圣人南面而立，前曰广明，后曰太冲，太冲之地，名曰少阴，少阴之上，名曰太阳……广明之下，名曰太阴，太阴之前，名曰阳明……厥阴之表，名曰少阳……是故三阳之离合也，太阳为开，阳明为阖，少阳为枢……

"外者为阳，内者为阴，然则中为阴，其冲在下，名曰太阴……太阴之后，名曰少阴……少阴之前，名曰厥阴……是故三阴之离合也，太阴为开，厥阴为阖，少阴为枢。"

本篇文字不多，且是阐述经络的内容，但却勾勒出了古人对于自然界一气的运行分布规律的把握，即阴阳离合运动的规律。顾老给我们提炼出来，并以图示之（图1-14），大家才恍然大悟！以前看了好多遍也没有发现。这就是顾老的高明之处，能"悟"出东西来。

《伤寒例》讲夏至和冬至的时候是"阴阳合"，春分和秋分的时候是"阴阳离"，也是按照这种思想来的。顾老在此基础上，再配以太极图，命名为"三阴三阳太极时相图"（图1-15），使其内涵更为显而易见。三阳之离合，"太阳为开，阳明为阖，少阳为枢"；三阴之离合，"太阴为开，厥阴为阖，少阴为枢"。

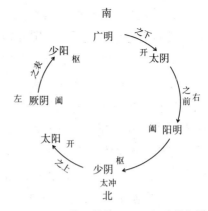

图1-14　顾植山教授三阴三阳开阖枢图

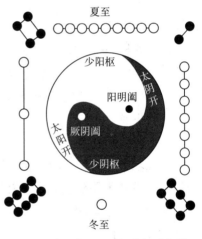

图1-15　顾氏三阴三阳太极时相图

1. "太"字释意

对三阴三阳是以阴、阳气的多少来划分的观点，学者们似乎没有太大的争论。但具体如何界定，却是历代医家争论的焦点。如将阳明解释为太阳、少阳两阳合明，厥阴解释为太阴、少阴之气交尽，又云太阳是阳之极盛，太阴为阴之极盛，等等。众说纷纭。若基于五运六气理论重新审视，会发现这些说法是值得商榷的。

《康熙字典》对"太"的解释为："《集韵》他盖切，音汰……

《说文》滑也。一曰大也，通也。○按经史太字俱作大。"一直以来，我们普遍认为太阴、太阳分别代表阴、阳之气的最多、最盛。顾老却指出，太阴、太阳的"太"字，不是"最大，最多"，而是"初始，开始"之意。《列子·天瑞》云："太易者，未见气也；太初者，气之始也；太始者，形之即时也；太素者，质之始也。气形质具而未相离，故曰浑沦。浑沦者，言万物相浑沦而未相离也。"阴阳相离之初，曰"太"也。《康熙字典》对"大"的解释为："《正韵》：度奈切，并音汰（与"太"叠韵相通，故可通用）。小之对……《则阳篇》：天地者，形之大。阴阳者，气之大。又初也。《礼·文王世子》：天子视学，大昕鼓徵。注：日初明，击鼓徵召学士，使早至也。"由于对"太"字的意思没有搞清楚，导致后世对三阴三阳的内涵产生了曲解。这里的太阳、太阴，不是按照《易经》的"太少"分法取"最多"的意思，而当是"最早的，最初的"之义。生活中，爸爸的爷爷叫"太爷爷"。如果从时间上来讲，最早的就是最大的，"太"字就出现了一字多意的现象。那么能否把握它本质的意义就显得尤为重要。

2. 阴阳"开阖枢"

如此理解"太"字的内涵，如顾老所说，《伤寒论》没有把最阳热的病放在太阳病篇，也没有把最阴寒的病放在太阴病篇，似乎就得到比较合理的解释了。

"太阳为开"，代表着初阳，阳气刚刚开始；"太阴为开"，代表阴气刚刚开始。这不是简单的量的分类，而是对气的动态描述。太阳代表阳气升发，但它不能无限上升。"火曰炎上"，一直往上就是病态了。阳气达到一定程度就要枢转往下，"少阳为枢"，这个发挥枢转作用的就是少阳。经过枢转，接下来由阳往阴转化，即进入"阳明主阖"的阶段。阳要生阴，阴要生阳，互根互用。阳在阖的时候必须有阴的配合，也就是说阳阖的时候，需要阴的承载。这时"太阴为开"配合着"阳明为阖"。阳在开始阖的时候，阴也要开始产生了，这就是"阳杀阴藏"的过程。阴继续向下封藏，"水曰润下"，亦不能一直往下，还要由"少阴为枢"而向上枢转。阴得少阴之君火则向上阖，故开始"厥阴为阖"的阶段。阴阖的过程，同时配合"太阳为开"，这就是"阳生阴长"。顾植山教授"三阴三阳太极时相图"完整地表达了阴阳运动的六个动态过程，是顾老对中医的一大贡献。

"三阴三阳太极时相图"中，以阴阳"开阖枢"配合洛书、后天八卦及方位。后天八卦按照五行来看，震卦、巽卦属木，离卦属火，坤卦、艮卦属土，兑卦、乾卦属金，坎卦属水。根据"前曰广明，后曰太冲"的方位，就会看到"一气周流，左升右降"的基本规律：阳气从东北边升出来，太阳与之对应，此时气候寒冷，主寒水；厥阴对应东方，"东方生风，风生木"，故主风木；少阳居于巽位，巽为东南方向，木生火之象，对应的时序是初夏；太阴在西南，对应的是坤位，在时间上属于长夏，主湿土；阳明在西北之位，对应秋季，主燥金；少阴居太冲之地，虽为正北，但与正南君火子午相应，心肾相交，阴平阳秘，故标阴而本火，所以配君火。这就是《素问·六微旨大论》所讲"少阳之上，火气治之，中见厥阴；阳明之上，燥气治之，中见太阴；太阳之上，寒气治之，中见少阴；厥阴之上，风气治之，中见少阳；少阴之上，热气治之，中见太阳；太阴之上，湿气治之，中见阳明"的理论模型。

因厥阴、少阳同居东方，风火相煽，故少阳与厥阴相表里；阳明、太阴同居西方，燥湿相济，故阳明与太阴相表里；太阳、少阴同居北方，水火既济，故太阳与少阴相表里。所以，中医理论的根本都在运气学说，此非虚言。

3. 三生万物

《史记·历书》里面记载："今日顺夏至，黄钟为宫，林钟为徵……自是以后，气复正，羽声复清，名复正变，以至子日当冬至，则阴阳离合之道行焉。"这说明三阴三阳六气是对一年阴阳离合变化的动态表达。

《道德经》中讲："道生一，一生二，二生三，三生万物。""三"在中国传统文化中是非常重要的数字。《说文解字》云："三，天、地、人之道也。于文，一耦二为三。成数也。凡三之属皆从三。"所以对"三"字的主流解释多是"天、地、人"。清·段玉裁《说文解字注》解释此段："《老子》曰：一生二，二生三，三生万物。此释三之义，下释三之形，故以于文二字别言之……三画而三才之道在焉，故谓之成数。"仍遵从"天、地、人"三才之义。

《素问·六节藏象论》云："夫自古通天者，生之本，本于阴阳。其气九州九窍，皆通乎天气。故其生五，其气三。三而成天，三而成地，三而成人，三而三之，合则为九。"此处若将"三"理解为"天、地、人"三才的话，"三而成天"等三句以文解为"天、地、人"成天，"天、地、人"成地，"天、地、人"成人，似乎讲不过去。按照顾老的观点，将"三而成天"理解成六气之三阴三阳，就得到比较合理的解释。"三而成地"，五行加上一个火就是地之阴阳；"三而成人"，黄元御讲，"内外感伤，百变不穷，溯委穷源，不过六气"。《素问·至真要大论》云："天地合气，六节分而万物化生矣。"顾老认为，"三生万物"的"三"应该是中医里面讲的"开、阖、枢"运动的状态。阴阳"开阖枢"运动是古人对自然之气基本运行规律的描述，任何事物的有机运动，都遵循这个规律。从日常生活角度来看，如我们的手臂运动，一伸为阳，但不能无限地伸下去，往回缩就为阴，运动中还得有个轴才能伸缩，也都符合这个规律。

（四）十二律吕与飞灰候气

1986年至1987年河南舞阳贾湖遗址先后出土一批骨笛，距今约7800—9000年，是我国目前出土的最早的乐器，能吹奏出完整的十二律，且这些音律与骨笛上"二分二至"节气的日影落点相对应（律历对应）。安徽省艺术研究所研究员刘正国认为，此骨笛当为古代失传的"龠"。《律吕精义》云："龠者，七声之主宰，八

音之领袖，十二律吕之本源，度量权衡之所由出者也。"骨龠上的
开孔将之分成一节一节的；同时作为吹管乐器，正是通过对"气"
的控制来使其发出不同的声音。因此，"节气"一词可能最早就是
用来描述龠的。有学者认为，骨节孔的位置可能是古人利用"义
形器"和"陶坠网"通过日影投射而确定下来的，故龠可通天。
这当是古人用十二律吕"以调气候，以轨星辰"而确定历法的
源头。

古籍记载，黄帝令"伶伦造律吕"，确定六气的运行规律。《晋
书·律历志上》记载："十二律，黄帝之所作也。使伶伦自大夏之
西，乃之昆仑之阴，取竹之嶰谷生，其窍厚均者，断两节间长三
寸九分而吹之，以为黄钟之宫，曰含少。次制十二竹筒，写凤之
鸣，雄鸣为六，雌鸣亦六，以比黄钟之宫，皆可以生之以定律吕。
则律之始造，以竹为管，取其自然圆虚也。"清代王鸣盛在《十七
史商榷·晋书四·律历》中云："黄钟为万事根本，盖算数之所从
出，故班书作《律历志》……自新、旧《唐》以来，律吕自归《乐
志》，历自为志，是也。"《大戴礼记·曾子天圆》云："圣人慎守
日月之数，以察星辰之行，以序四时之顺逆，谓之历；截十二管，
以宗八音之上下清浊，谓之律也。律居阴而治阳，历居阳而治阴，
律历迭相治也。"卢辩注："历以治时，律以候气，其致一也。"《颜
氏家训·杂艺》云："算术亦是六艺要事，自古儒士论天道，定律
历者，皆学通之。"可见，十二律吕在历史上是测验气候变化的重
要方法和手段。

1. 葭灰占律

晋人司马彪在《续汉书·律历志》中详细记载了葭管飞灰候
气的方法："候气之法，为室三重，户闭，涂衅必周，密布缇缦。
室中以木为案，每律各一，内庳外高，从其方位，加律其上，以
葭莩灰抑其内端，案历而候之。气至者灰动。其为气所动者其灰
散，人及风所动者其灰聚。殿中候，用玉律十二。惟二至乃候灵
台，用竹律六十。候日如其历。"

"候气"首先要建立标准实验室。"为室三重",第一重门朝南,第二重门朝北,第三重门又再朝南,目的就是减少风的影响。"涂衅必周",所有的缝隙都要封闭起来,不能透风。"密布缇缦",每重门都要挂上厚的门帘,同样是为了避免风的干扰。"室中以木为案,每律各一……从其方位,加律其上",就是十二支律管须按照十二地支的方位埋好,代表十二个月。"以葭莩灰抑其内端",葭就是芦苇,《诗经》"蒹葭苍苍,白露为霜"就是指它。把芦苇秆里面一层非常薄的膜烧成灰,填充到律管中。"案历而候之。气至者灰动。其为气所动者其灰散,人及风所动者其灰聚",等冬至一阳生时,阳气生发,第一根管中的灰就在自然之气的作用下飞出律管。这就是"候气"实验,又名"缇室飞灰""律吕调阳"。

据史料记载,候气实验除了具有对二十四节气交接时刻的监测和验证功能外,还对律管长短的标准、度量衡的标准有校正作用。候气实验在古代是一门非常重要的学问,其中涉及了乐律、声学、地理学、气象学等各个学科,反映了古人寻找"天地人"统一模式的尝试,是古代天人合一的哲学体系的重要证据和象征。

因候气法非常唯美,其对传统文学也产生了很大的影响。如《红楼梦》第五十回里李绮、李纹的对联,"葭动灰飞管,阳回斗转枸",即包含了古代历法的内容。因此不要小看我们的传统文化,它是个多面体,将各种学科都融合在一起。

2. 十二地支与天文

候气实验尽管神奇,但是其实施非常复杂,这也就造成候气方法在传承过程中出现问题。《北史·信都芳传》中关于北朝时期东魏天文学家信都芳有这样一段记载。

"丞相仓曹祖珽谓芳曰:'律管吹灰,术甚微妙,绝来既久,吾思所不至,卿试思之。'芳留意十数日,便报珽云:'吾得之矣,然终须河内葭莩灰。'祖对试之,无验。后得河内灰,用术,应节便飞，馀灰即不动也。不为时所重，意不行用，故此法遂绝。"

这说明候气实验到了南北朝时已经出现传承问题。当时的丞相仓曹祖珽对信都芳说："律管吹灰，术甚微妙，绝来既久"，他也对此事感兴趣，但是已经失传，真假就难辨了。信都芳经过研究搞明白了，但发现需要用"河内葭莩灰"才行。曹祖珽又实验了一次，还是失败了。失败的原因是没有严格按照操作规程进行。据后文之意，是他没有用河内葭莩之灰。等后来用"河内葭莩灰"再次试验，果然"应节便飞，馀灰即不动也"。可惜在当时这门科学"不为时所重"，故逐渐失传了。

《隋书·律历志》也记述了古代候气实验的情况，同样出现过不验的现象。但后来发现问题是出在所用的律管尺寸与古制不同，经过对实验方法的改进，终于"自斯以后，律又飞灰"。据宋人《西汉会要》记载，西汉还设有"大典星""治历""望气""望气佐"等官职，说明候气之法在当时依然存在。到了明代，对候气法就出现了较大的争议。至清朝康熙时代，葭灰占律的方法被正式废除。

正因为通过"灰飞候气"的方法来验气是比较复杂的，且存在较大的不稳定性，所以我们的先人非常智慧地在候气的同时配合天象观察——等某一气到来时，观察二十八星宿的位置与形状，记载下来作为"得气"的时间符号。这样将测气与天象关联后，当某个特定天象出现时，与之对应的"气"也就到了。因此就简化了候气技术的应用。

李守力先生在《周易密钥》中详细论述了十二地支与古文字起源的问题，认为十二地支文字来源于黄道十二宫星宿图案。例如，"谷雨日躔酉宫初度，是为大梁之次"，此时可观察到二十八星宿的毕宿，将毕宿的天文图像顺时针旋转约45°，便得到与甲骨文"酉"字相似的图案；"大暑日躔午宫初度，是为鹑火之次"，此时可观察到张宿和星宿，将张、星二宿的图像顺时针旋转90°，便得到与甲骨文"午"字相似的图形。（图1-16）

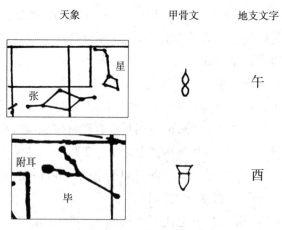

天象　　　　　甲骨文　　地支文字

图1-16　星象与甲骨文图示

由此可知，十二气最终是用相应的十二天象来标记的。也就是说，十二气的天文表达产生了十二地支的文字。正如《说文解字》所云："盖依类象形，故谓之文。其后形声相益，即谓之字。"十二气源于对地气的观测，最终记录却是用天象来表示的。因是从地气测得，故称为"十二地支"。

十二地支对应了一年的十二月，最终演变成二十四节气。这也是二十四节气至今依然能够指导农事活动、中医实践的原因。又因十二气是实测所得的，是万古不变的时间单位，因此被称为律。律不能朝令夕改。现在所谓的"法律"，也是本于此意。十二律按阴阳分为六阴律、六阳律，其中阴律各律又称"吕"。古书所说的六律，通常就是指阴、阳各六的十二律。《史记》云："六律为万事根本焉。"六律是古代立法和度量的基础，万物变化的规律皆禀于六律。

由此也可看出，古代历法体系的形成与发展也是一个非常复杂的交叉、融合的过程。黄帝"综斯六术，考定气象"是科学史上的一件大事，从源头深刻影响了中国文化的思维基调，同时对中医理论体系的构建与形成产生了深远的影响。

3."六术"与古代历法体系

中国古代先哲通过研究日、月及五大行星等天体的运行规律而形成了我国独具特色的历法体系，他们在古代科学史上所取得的成就超过我们的想象。《晋书·律历志中》记载："逮乎炎帝，分八节以始农功，轩辕纪三纲而阐书契，乃使羲和占日，常仪占月，臾区占星气，伶伦造律吕，大挠造甲子，隶首作算数。容成综斯六术，考定气象，建五行，察发敛，起消息，正闰余，述而著焉，谓之《调历》。"也就是说黄帝时代就通过"羲和占日，常仪占月，臾区占星气，伶伦造律吕，大挠造甲子，隶首作算数"等方法，完成了对气象的科学把握，且融此六术，互相贯通，从不同的学科印证了气候的变化与整个自然界的运动变化都是同频、同步的。因此中医"天人相应"的思想不是凭空捏造出来的，而是通过实测得出的，有着深厚的科学基础。那么《黄帝内经》中运气理论部分，有很多"六术"的内容与痕迹，也就不足为怪了。如五星应该是"占星气"而来；年月的规律是"占日""占月"而来；五音建运是"律吕"；甲子历法是"造甲子"等内容，都是非常伟大的宏观思维。从伏羲四象、先天八卦发展到以黄帝十二律、六十甲子为主体的律历体系，标志着中华文明基本模式的成功构建。顾老曾讲，就是因为黄帝时代"综斯六术"将中华民族带入了一个崭新的文明时代，奠定了中华数千年文明的基本基调，我们才自称"炎黄子孙"。

《续汉书·律历志》中也有一段记载，从中可以看到古代"六术"指导历法确立的真实性及其与政治的密切联系性。

"夫五音生于阴阳，分为十二律，转生六十，皆所以纪斗气，效物类也。天效以景，地效以响，即律也。阴阳和则景至，律气应则灰除。是故天子常以日冬夏至御前殿，合八能之士，陈八音，听乐均，度晷景，候钟律，权土炭，效阴阳。冬至阳气应，则乐均清，景长极，黄钟通，土炭轻而衡仰。夏至阴气应，则乐均浊，景短极，蕤宾通，土炭重而衡低。进退于先后五日之中，八能各以候状闻，太史封上。效则和，否则占。"

这里完整描述了古天文学"斗气、阴阳、十二律、灰飞"的调律历过程。古代皇帝要亲自参与，因为历法对于农业社会来讲太重要了。"太史"则是古代专门负责掌管天文历法的官员。天子"合八能之士",通过"陈八音,听乐均,度晷景,候钟律,权土炭,效阴阳"等多个途径候测天气在冬、夏二至是否与时序相应。

河南濮阳西水坡遗址 M45 号墓葬中发现的蚌壳摆塑龙虎图(图 1-17),是迄今发现最早的"四象"构图,这一发现震惊中外。在墓主骨架的脚端,还有一个蚌塑三角图案与两根人的胫骨组成的北斗图像。经专家深入研究得出,墓主当是 6000 多年前登台观测天象的大智者。蚌塑图就是在当时没有文字的情况下,用图案的形式所记录的观测到的天象实况。专家推测,6000 多年前的西水坡应当有一座高高的观星台,由于几千年的黄河冲刷、泥沙淤积而被淹没了。这一古代星图是仰韶时代的先民们精心绘制的四时天象图,综合表达了古代历法(包括二分二至节气)、四象、八卦等信息,说明当时已经有了相当完整的历法体系。墓主人乘北斗帝车居于正中,东方有龙,西方有虎,北斗的斗柄直指龙头,斗魁引提虎首,反映了古代历法的发展痕迹,从实物上为我们提供依据。证明早在仰韶时期,先民们已对宇宙星体有了清晰的认识,足见古代天文学历史的久远与辉煌。

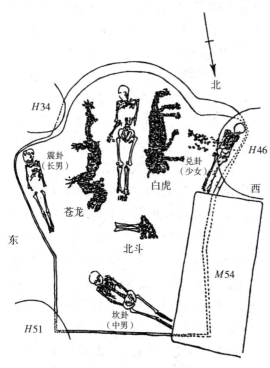

图 1-17 河南濮阳西水坡 45 号墓平面图

此墓东、西、北三面各有一个小龛，龛内各葬一人，应为殉葬者。其中东龛内的骨架保存得不好，性别未经鉴定；西龛内为一年约 12 岁的女性；北龛内为一 16 岁左右的男性。因此有专家提出，后天八卦中"兑卦"应西，为少女；东龛应为一男性，以应"震卦"；北龛中的男性，以应"坎卦"。此墓揭示了在早于黄帝时代的距今 6000 多年之前，以八卦文化为标志的伏羲文化在那个时代确已形成。

由此可知，我国古代天文学的起源是极早的，对中国文化影响巨大，但也是传承中最为脆弱的部分之一。据《尚书·尧典》所载，帝尧分命天学官员前往四方观天。由此可推断，那时已有天文机构，且负责领导此机构的天文学家是重要的朝廷命官。天文学是研究星辰运行、气候变化的规律的，而古人认为，政治、人事的变化与天文有着密切的关联性。因此对于统治者来讲，天文学的预测性关系到政权的稳定，所以历代王朝将之奉为皇家所独有，民间禁止修习。传说在上古时代，人与神曾混杂不分，人人都搞起与上天沟通的巫术，于是颛顼帝采取断然措施，命令专门官员掌管天地之事，这就是所谓的"绝地通天"。直到封建君主专制达到顶峰的明清时期，王权对于天学的依赖才大幅下降，甚至在明代"天文学对于王权的重要性已经下降到仅作为象征和装饰之用"（江晓原《天学外史》），因此官方对于民间"私习天文"的厉禁也逐渐开放。由此可推测，《黄帝内经》成书以后，运气理论部分可能正是受禁止民间私习天学的法令影响而被人为隐藏。不过，虽然古时天文学民间禁学，但其在修道群体里面靠师徒传授而隐秘流传倒是非常可能。唐代王冰能够从其师处得到运气七篇大论，然后补入《黄帝内经》使之成为显学，也是较为合理的。

第三节　四气与五味

《阴阳应象大论》中"东方生风，风生木，木生酸""南方生热，热生火，火生苦""中央生湿，湿生土，土生甘""西方生燥，燥生金，金生辛""北方生寒，寒生水，水生咸"等内容，提出了中药性味思想，也体现了中药思维的根本原理。中药的核心理论是"四气五味"，这一原创思维必须回归经典来解读。现代人研究中药多是从物质结构层面来研究，而古人没有这些技术，他们是如何发现并运用中药的各种功效的？这一指导理论才是我们需要把握的原创性思维。

《黄帝内经》说："天食人以五气，地食人以五味。"张景岳在《类经》中解释此句："清阳化气出乎天，浊阴成味出乎地，故天食人以气，地食人以味，此即天地之运，阴阳之化，而人形之所以成也。""食"通"饲"。古人认为世间万物，包括人，都是天地自然的产物。因此自然界中的任何一物都必然既具备"天"的特点又具备"地"的特点。

"天食人以气"的"气"，就是春天气温、夏天气热、秋天气凉、冬天气寒这四种气候状态。"天"赋予万物四气的特性。"天人相应"，正是古人通过观察天气对万物所产生的影响作用而得出的规律。按照《黄帝内经》的观点，人也是万物之一，没什么特别，而且属于"裸虫"。但相对于其他生物，人又是高贵的。《素问·宝命全形论》云："天覆地载，万物悉备，莫贵于人，人以天地之气生，四时之法成……人能应四时者，天地为之父母；知万物者，谓之天子。"人得天地之正气，具备认知万物的能力，而其他万物仅得天地之偏气，因此人相比之下就显得高贵而已。在四气中，温、热属阳，具有升发的特点；寒、凉属阴，具有肃降的特点。而在不同天气状态下出产的万物具备与之相应的属性特点。基于此，中医先圣们认为中药具备"天"赋予的"温、热、寒、凉"四种特性。

万物都遵循着自然阴阳变化的规律。从气的角度来讲，人体生病就是阴阳之气偏颇造成的结果。当机体状态偏于阳热，自然应选用寒凉的药物来平衡它；偏于寒了，就用温热的药物来平衡。

借助药物之偏性，来矫正人体的失衡之气，这是中医最基本的用药法则。

前面提到"东方生风，风生木，木生酸""西方生燥，燥生金，金生辛"，但从临床应用效果的角度来看，酸主收敛，应该对应西方，而辛主发散，正对应东方。想要合理解释这一矛盾，还是必须回归到古人"天人相应"的思维系统里面去寻找答案。

根据斗历，东方气机是升发的，即这一时空中有一股升发之天气。在这一时空状态中，植物要想生存下来，必须具备能够抵抗升发的特性才行。就像生长于南面山坡的植物和北坡的植物是不一样的，北坡植物必须具备一定的抗寒、耐阴的特性。这在现代生态学中被称为植物的"逆境生理生态"。由此可以看出，古人正是在一个大的时空状态下给我们描述五行体系——"东方生风，风生木"，想要在这个升发之气主导的环境中生长的植物必须具有"木生酸"之性，因"酸主收敛"，如此才可顺应天地之气的升降平衡，植物才能正常生长；而西方气机是以肃降为主，想要在这一股肃降之气中生存下来的植物必须具备"金生辛"之性，即具有发散的特点以达到升降的平衡。"热生苦""寒生咸""土生甘"，也是同样的道理。古人将这一植物应答自然产生的基本规律加以总结、实践，就成为"气味辛甘发散为阳，酸苦涌泄为阴"的用药法则。

地球上的万事万物都保持着一种自然平衡的状态。我们将四气和五味的作用顺序分别连接，所得到的运动图（图1-18）恰好符合古人所谓"天道左旋，地道右旋"的观念。基于这一认识，当身体出现阳热疾病的时候，就要考虑用具有寒、凉之性及酸、苦、咸味的药物来平衡它；出现寒性疾病的时候，

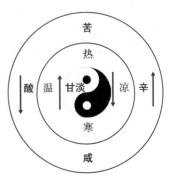

图1-18　中药四气、五味运动图

就要选用性温、热以及味辛、甘的药物。有人会问，中药何其多，性味何其复杂，又当如何解释？我思考的结论是，在大的气候状态下，局部地理环境等因素的影响造成了中药性味的多元化。

另外，人体阴阳之气的升降是个复杂的系统，越到微观越复杂。因此，单纯靠一种药物的性味，可能很难完全纠正人体阴阳的偏态。因此中医用药在经历了长期单方实践形成以《神农本草经》为代表的中药学著作后，逐步产生了在中医理论指导下具有配伍关系的方剂。用多种药物组成方剂后，不同性味的药物，就存在相须、相使、相畏等配伍关系。今天西医的联合用药似乎也开始朝着中药组方的思路发展。高明的中医对药物性味的把握十分精准，能够扬长避短，将药物的配伍拿捏得恰到好处，开出来的方剂与病人身体的阴阳偏态最为相应，自然就是最有效的方子。

中医运用中药的思维方式跟西医用药是有很大差别的。有好多人按照西药的分析方法，用分子结构来研究中药，有的问题可以解释清楚，但也有很多解释不清楚。例如石膏，中医认为，10克的石膏与100克的石膏在方剂里所发挥的效果是不一样的，其临床疗效也完全不同。但从现代化学的角度来看，石膏在水中的溶解度是很有限的，10克的石膏与100克的石膏在煎药时能够溶于药液中的量从理论上来说是相同的，所以药量超出的部分就成了"浪费"。因此，要想学好中医，首先要传承，尤为关键的就是要掌握、运用中医的思维方式，然后再谈如何创新。如果一开始就强调创新，传承都还没有传承好，就不知道能创出什么了。所以我们一定要注重回归到中医经典上来，只有通过深入学习经典，打下了坚固的根基，才有资格去谈创新。

第二章　五运六气常位推算

《内经》中五运六气理论的系统阐述主要见于《天元纪大论》《五运行大论》《六微旨大论》《气交变大论》《五常政大论》《六元正纪大论》《至真要大论》等七篇大论，加上后世补入《素问遗篇》的《刺法论》和《本病论》，合称为九篇大论。"三年化疫"的内容就是在《刺法论》当中出现的。

五运六气的推算涉及天干、地支、五运、六气、运气相合以及运气对人体的影响等内容，主要是由"五运"和"六气"两部分组成的。五行和六气的相关内容我们在前面已经为大家做了铺垫，对此部分学习应有所帮助。

五运是一年中不同时段的五类气息的表达。"运"和"行"都是运动变化的意思，古人借木、火、土、金、水五种具体物质来指代自然气息，故五运就是五行。此与《易传》中所说的《易》有太极，是生两仪。两仪生四象。四象生八卦"是一脉相承的。六气是阴阳离合运动产生的六种状态，也是由自然界阴阳二气变化而来。阴阳的六分系统为"三阴三阳"，三阴三阳"开、阖、枢"的运动就表达了六气的时空方位。顾老将此总结为：阴阳是气化运动的两种象态（由衰到盛为阳象，由盛到衰为阴象）；六气化生万物，是阴阳二气运行的动态；五行是对万物之象的概括，是阴阳二气变化的象态。《左传》云："天有六气，降生五味，发为五色，征为五声。"《国语》云："天六地五，数之常也。"故六气产生五运，五运是气的象态，而六气是气的动态，这样就能够分辨清楚它们之间的关系。记得某年五运六气学术会的时候，一位老先生曾感叹："可惜听到得太晚了，如果我在30年前听到，医学水平绝不会像现在一样。你们太有福气了，现在就能接触五运六气，在医学的道路上至少可以节省10年的摸索。"当时感觉不出这句话的分量，现在琢磨起来确实如此——学好五运六气确是中医入门之捷径。

回顾整个运气学说的发展史，我们会发现运气学说在宋代最为鼎盛，而且被列为太医局考试的必考科目。但是宋代以后，运气学说逐渐衰落，这与后来很多人按图索骥、机械推算、应用五运六气有着一定的关系。即推算出某年应是什么运气，根据司天、在泉、主气、客气等信息，提前准备好汤药，而不管当年运气的实际变化情况，这就导致临床效果不佳，且造成了后代医生对运气学说的误解和质疑。《素问·至真要大论》云："时有常位，而气无必也。"时间有常，而气有变，有未至而至，有至而未至，有至而太过，有至而不及，有胜气、复气之异，有升降失常之变。历法产生之后，时间就相对比较固定了。如丁酉年十二月，时间上是固定的，但当年气运状态的实际情况是否与时间信息完全一致，就未必了。因此千万不要认为，学完五运六气，就可以根据病人的生日推测一切疾病。由生日可以推测其出生时的常位气候状态，但如果当时的实际气候出现了偏颇，按照常位推算来看病，就会出现偏差。顾老曾经提到，如果按照机械的推算，准确率大约只有30%。也就是说，人在出生的时候，当年的气运状态对先天体质产生的影响，与特定疾病的发病率有30%左右的关联性。除此之外，后天因素也是影响发病率的重要原因。因此，顾老特别强调"天象、时象、病象"合参，这样才能够灵活地运用五运六气，避免走向机械推算的极端。今天运气学说重新被大众所接受，我们医者切忌机械化五运六气推算，否则其一定又会被中医临床所抛弃。张戴人云："病如不是当年气，看与何年运气同。只向某年求治法，方知都在《至真》中。"我们应当深入体会这段话的含义。

第一节　天干地支基础知识

甲子历法又称干支历法，是五运六气的推算依据，必须要非常熟悉。其在中医乃至整个传统文化中的地位需要引起足够的重视。甲子历法60年一循环，如果古人只是用来记录时间，那就显得太麻烦。像现在通用的阿拉伯数字，其排序方式则非常简单，就算到了十万年也很清楚，不会重复。而我们的祖先反倒使用了非常繁杂的甲子历法来记年，这其中的道理很深。古人在研究天文学的过程中发现了一个重要的时间规律，也可以说是"天人相应"理论的依据，按照现代的表述方法可称为"时间周期性嵌套理论"（前文已讲述）。我们通常讲六十甲子，60年就是一个循环，这是事物发展的周期规律。例如我们可以观察到，60岁以上的老人，性格又会变得像小孩一样。运气理论里面还有个六气大司天理论，以60年为一个单位，360年为一个大周期，反映气候、疾病的变化规律，在后文会详细讲述。这个发现太伟大了。掌握了这个规律，就可以根据时间的周期性预测万事万物的发展趋势。这当是古人不舍弃甲子历法的深层原因吧。我们要想传承好传统文化，首先要对我们民族的智慧有充分的自信。

甲子历法是由天干与地支配合来记录时间的，天干、地支又是五运六气推演的符号和工具，因此对天干、地支一定要非常熟悉。应用时，五运配天干，六气配地支，根据各年的干支组合来推算该年的气候状态与变化。所以运气学说离不开天干地支。

天干主运，运从甲开始；地支主气，气从子开始。宋代医家刘温舒在《素问入式运气论奥》中云："天气始于甲干，地气始于子支者，乃圣人究乎阴阳重轻之用也。著名以彰其德，立号以表其事，由是子甲相合，然后成其纪。远可步于岁而统六十年，近可推于日而明十二时。岁运之盈虚，气令之早晏，万物生死，将今验古，咸得而知之……明其用而察病向往之死生，则精微之义，可谓大矣哉。"如果真的学通了中医，便可以真正做到见微知著，"预测未来"，因为很多规律是可以把握的。古人的四柱预测，使用的就是年、月、日、时四个时间层面的干支信息。对于此类预测，我们要客观看待，不要迷信，但也不要一竿子打死。我国著名的地球物理学家翁文波先生，就是借助古代天干地支理论体系，通过对历史数据的计算，准确地预测了我国和世界许多诸如地震、旱涝之类的重大天灾。如果能将四柱预测和运气学说结合起来，也许会产生意想不到的效果。这些学说其实都是根据时间来把握事物的规律的。

一、天干

十天干即甲、乙、丙、丁、戊、己、庚、辛、壬、癸。《后汉书·章帝纪》云："方春生养，万物孚甲。"自然界中的阳气来了，植物要破甲而出。前面已论述过，天干是古人通过描述植物物候来标志气候的天文符号，在此不再赘述。

二、地支

十二地支是子、丑、寅、卯、辰、巳、午、未、申、酉、戌、亥的总称。天干、地支都是用来描述自然气候的规律的。古人把十二支分建于十二个月，称为"月建"。这就涉及天文历法中一个很重要的问题，即一年到底起于哪个时间点，古时这甚至关系到社稷的安危。因为在古代农业社会，首先要让老百姓了解时间变化的规律，他们才能合理安排农事活动。夏、商、周三代的岁首，经历过子、丑、寅的不同。我们现在一年中首月的起始时间遵从的是夏历，即以寅月为首，卯为二月，辰为三月，以此类推（表2-1）。

表2-1 十二地支、十二月、四季配属表

正月	二月	三月	四月	五月	六月	七月	八月	九月	十月	十一月	十二月
寅	卯	辰	巳	午	未	申	酉	戌	亥	子	丑
春（木）			夏（火）			秋（金）			冬（水）		

三、天干地支的阴阳属性

天干、地支按照其自然排列的顺序，以奇、偶数为依据确定其阴阳属性，奇数位为阳，偶数位为阴。如甲处于天干第一位，属阳；丑处于地支第二位，属阴。

四、天干地支的五行配属

（一）天干五行配属

天干配属五行有不同的排序规律。

前面阴阳部分的内容讲到了天干与五行"甲乙木""丙丁火""戊己土""庚辛金""壬癸水"的配属关系。同时按照"奇数为阳，偶数为阴"的原则，甲为阳木，乙为阴木，其余各天干以此类推。黄元御《四圣心源》云："肾为癸水，膀胱为壬水……肝为乙木，胆为甲木"，即本于此。

而在五运六气理论里天干合化五运的配属关系为：甲己土运，乙庚金运，丙辛水运，丁壬木运，戊癸火运。（表2-2）这与前面所讲的配属规律不同，要注意区别。

表2-2 天干合化五运表

天干	甲己	乙庚	丙辛	丁壬	戊癸
五运	土运	金运	水运	木运	火运

（二）地支五行配属

地支的五行配属结合方位比较容易理解记忆。如图2-1中，寅、卯处于东方，属木；巳、午处于南方，属火；申、酉处于西方，属金；亥、子处于北方，属水；丑、辰、未、戌处于四偶方，属土。注意子、午是相对的，卯、酉是相对的，为对冲的关系。其他与此类同。

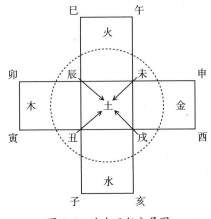

图2-1 地支五行分属图

天干、地支既各有五行所属，又各有阴阳分属。如此五行中有阴阳，阴阳中又有五行。天干、地支亦成为描述自然界阴阳、五行变化规律的工具。

第二节　甲子纪年与公元纪年互算

《素问·六微旨大论》云："天气始于甲，地气始于子，子甲相合，命曰岁立，谨候其时，气可与期。"甲子纪年中，甲为天干在上，子为地支在下，甲子、乙丑、丙寅等顺次相合，凡六十年又回到甲子，故称为"六十甲子"。古代不仅用甲子来纪年，还用来纪月、纪日、纪时，从而形成一个庞大的时间干支术数体系。《伤寒论》亦有"若计其余命死生之期，期以月节克之也"之说。可惜如今我们舍弃了这一体系，也就读不懂经典了。所以我们有必要将其重新拾起来，深入研究。

目前我们普遍使用的是公元纪年的方法，而五运六气常位推算依据的是甲子历法，因此就必须会公元纪年与甲子纪年的转化。虽然现在有很多方便的推算软件，但不要对此形成依赖。打铁还需自身硬，以自己学会推算为佳。下面为大家介绍常用的干支推算方法。

一、公元纪年末尾数确定天干法

首先记忆十天干与公元纪年末尾数之间存在的固定对应关系（表2-3）。比如公元纪年末尾数为4的，其天干一定是甲某年，如1984年为甲子年，1994年为甲戌年等。

表2-3　公元纪年末尾数对应天干表

4	5	6	7	8	9	0	1	2	3
甲	乙	丙	丁	戊	己	庚	辛	壬	癸

二、地支确定法

（一）十二属相对应法

中国人基本都知道自己的属相。十二属相与地支是相对应的。因此，可直接询问某人的属相，以推知其出生之年的地支。

但要注意，五运六气理论中一年的起点是大寒节气，而大部分人确定属相是根据春节来定的。即使依照我国的农历，属相划分也是以立春为界。不管是立春还是春节，与大寒之间都有一定的时差。因此尤其要注意甄别。每年的大寒时节在公历 1 月 20 日左右，如果某人是在该年的大寒节前出生，应当按照上一年的第六气进行推算。

（二）地支余数推算法

将该年的公元年份减去 3，再除以 12，计算所得的余数，再按照地支自然排列序数对应之。具体见表 2-4。

表 2-4　余数与地支对应表

余数	1	2	3	4	5	6	7	8	9	10	11	12
地支	子	丑	寅	卯	辰	巳	午	未	申	酉	戌	亥

示例：2018 年的年份末尾数为 8，对应天干"戊"；2018 减 3，再除以 12，最终余数为 11，对应地支"戌"，故 2018 年为戊戌年。

三、记忆推算法

甲子纪年的六十年中，存在"阴干配阴支，阳干配阳支"的规律。从表 2-5 中我们可以看到，1、3、5、7、9 各列阳干对应的都是子、戌、申、午、辰、寅六阳支，自上而下循环排布，且各列都是每 10 年往后推一个阳支。如 1984 甲子年，1994 甲戌年，2004 甲申年等，以此类推。如推算年份超出下表 1984—2043 的范围，依据 60 年周期循环的规律，将其通过加减纳入这一范围即可。如 2093 年，可以减去 60，对应于 2033 年。

使用记忆推算法首先可记住公元纪年尾数为 4 的年份与地支的对应关系，再寻找与目标年份距离最近的尾数为 4 的年份，然后倒推或顺推。比如推算 1998 年的干支纪年：根据公元纪年尾数与天干的对应规律，确定"8"对应的天干为"戊"；1998 年离 1994 年最近，1994 年的地支"戌"顺推四年为"寅"，故 1998 年为戊寅年。若能记住更多列的公元纪年尾数与地支的对应关系，在推算的时候就会更快、更准。

表 2-5　公元纪年与六十甲子对应表

1	2	3	4	5	6	7	8	9	10
1984 甲子	1985 乙丑	1986 丙寅	1987 丁卯	1988 戊辰	1989 己巳	1990 庚午	1991 辛未	1992 壬申	1993 癸酉
1994 甲戌	1995 乙亥	1996 丙子	1997 丁丑	1998 戊寅	1999 己卯	2000 庚辰	2001 辛巳	2002 壬午	2003 癸未
2004 甲申	2005 乙酉	2006 丙戌	2007 丁亥	2008 戊子	2009 己丑	2010 庚寅	2011 辛卯	2012 壬辰	2013 癸巳
2014 甲午	2015 乙未	2016 丙申	2017 丁酉	2018 戊戌	2019 己亥	2020 庚子	2021 辛丑	2022 壬寅	2023 癸卯
2024 甲辰	2025 乙巳	2026 丙午	2027 丁未	2028 戊申	2029 己酉	2030 庚戌	2031 辛亥	2032 壬子	2033 癸丑
2034 甲寅	2035 乙卯	2036 丙辰	2037 丁巳	2038 戊午	2039 己未	2040 庚申	2041 辛酉	2042 壬戌	2043 癸亥

第三节　五运推算

五运推算是根据各年的天干及其阴阳属性，来推算某年的岁运（中运、大运）、主运、客运以及五运之气的太过、不及等。

一、岁运

岁运是根据当年的年干确定的，说明了一年的物候特征和气候特点，以及发病规律等，反映的是年与年的差异性。由于五行之气处于天地之气的升降之中，故岁运又称"中运"。又因为岁运是一运统治一岁，比主运、客运的范围要大，所以岁运也称"大运"。须注意岁运、大运、中运虽名称不同，但内涵是一样的。

（一）岁运的推算方法

运气理论中，五行配以天干的方法，称为"十干统运"。其配属规律是《素问·五运行大论》中所规定的"土主甲己，金主乙庚，水主丙辛，木主丁壬，火主戊癸"。后世有歌诀云："甲己化土乙庚金，丁壬化木水丙辛，戊癸化火为五运，五运阴阳仔细分。"

岁运的推算方法与"十干统运"一致。《素问·天元纪大论》云："甲己之岁，土运统之；乙庚之岁，金运统之；丙辛之岁，水运统之；丁壬之岁，木运统之；戊癸之岁，火运统之。"推算时先由当年的甲子纪年确定年干，再根据"十干统运"的规律，得出当年的岁运。比如2018年是戊戌年，其天干为戊，"戊癸之岁，火运统之"，所以2018年的岁运为火运。岁运主管一年，按五行每五年一循环，按天干每十年循环一周。

十干化五运来源于古人对天象的观察，是由二十八星宿的方位与干支方位的对应关系决定的。也就是说，五运的确定是以天文学为基础的。五运之所以为十干所属，在历代有不同的解释。《内经》中有"五气经天化五运"之说（图2-2）。

《素问·五运行大论》云："臣览《太始天元册》文，丹天之气经于牛女戊分，黅天之气

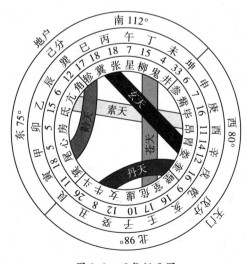

图2-2　五气经天图

经于心尾己分，苍天之气经于危室柳鬼，素天之气经于亢氐昴毕，玄天之气经于张翼娄胃，所谓戊己分者，奎壁角轸，则天地之门户也。夫候之所始，道之所生，不可不通也。"《太始天元册》应当是古代一本专门介绍天文学的书，可惜已经失传。

《素问入式运气论奥》中对此有更详尽的阐释："丹天之气经于牛、女、奎、壁四宿之上，下临戊癸之位，立为火运。黅天之气经于心、尾、角、轸四宿之上，下临甲己之位，立为土运。素天之气经于亢、氐、昴、毕四宿之上，下临乙庚之位，立为金运。玄天之气经于张、翼、娄、胃四宿之上，下临丙辛之位，立为水运。苍天之气经于危、室、柳、鬼四宿之上，下临丁壬之位，立为木运。"丹天之气是五行火气化见于天的赤色；黅天之气是五行土气化见于天的黄色；苍天之气是五行木气化见于天的青色；素天之气是五行金气化见于天的白色；玄天之气是五行水气化见于天的黑色。由于"丹天之气经于牛女戊分"，即五行火气出现在牛、女、奎、壁诸宿之间，在十干中对应戊、癸的方位，因而逢戊、癸年，则是火气的运化主事，是为"戊癸化火"。故曰："丹天之气经于牛、女、奎、壁四宿之上，下临戊癸之位，立为火运。"其余可类推。

（二）岁运的太过与不及

岁运的太过、不及是以其年干的阴阳属性而确定的，年干属阳干者为太过，属阴干者为不及。如2017年是丁酉年，丁壬统木运，则根据天干推出大运为木运，又丁为偶数属阴，所以2017年为木运不及之年。

《素问·六元正纪大论》云："帝曰：气至而先后者何？岐伯曰：运太过则其至先，运不及则其至后，此候之常也。"又云："运有余，其至先；运不及，其至后，此天之道，气之常也。"甲、丙、戊、庚、壬各年干属阳，其对应岁运为太过，这些年份的岁运之气在大寒节前十三日交运；乙、丁、己、辛、癸各年干属阴，其对应岁运为不及，这些年份的岁运之气在大寒节后十三日交运。

（三）岁运太过、不及之年的气候与疾病变化规律

岁运太过之年，表现为该运本身的五行属性所代表的气化特点偏胜，即本运之气盛。本运过盛，那其所胜的一行就会受到太过的克制。"天人相应"，人体脏腑生理同样也会表现为五行关系失衡。

以木运太过之年为例，木克土，《素问·气交变大论》云："岁木太过，风气流行，脾土受邪。民病飧泄食减，体重烦冤，肠鸣腹支满，上应岁星。甚则忽忽善怒，眩冒巅疾。化气不政，生气独治，云物飞动，草木不宁，甚而摇落，反胁痛而吐甚，冲阳绝者，死不治。上应太白星。"此段描述了木运太过的年份以脾、肝两脏发病为主的表现及"风气流行"的自然物候表现。但须注意，"有胜则复"，大自然有一个平衡机制，某一气太过了，就会有相应的"复气"来"报复"。比如，木气太过了，其所不胜的金气就来"复"它。

对于五运太过，《素问·五常政大论》中还有另一种叫法："木曰发生，火曰赫曦，土曰敦阜，金曰坚成，水曰流衍。"

岁运不及之年，该运本身气衰，不能抵御克制之气，其气化特点表现为相克之运所代表的气化状态。即本运气衰，胜运之气（胜气）大行。《素问·气交变大论》云："岁木不及，燥乃大行，生气失应，草木晚荣，肃杀而甚，则刚木辟著，柔萎苍干，上应太白星。民病中清，胠胁痛，少腹痛，肠鸣溏泄，凉雨时至，上应太白星，其谷苍。"这是给我们描述了木运不及之年的星相、物候及疾病表现。2017年就是木运不及之年，金燥之气盛行，肝肾阴虚的病人多，苁蓉牛膝汤运用的机会就特别多。

五运不及，《素问·五常政大论》中分别称为："木曰委和，火曰伏明，土曰卑监，金曰从革，水曰涸流。"

（四）五音建运

《黄帝内经》中用五音来代表五运，称为"五音建运"。五音，即角、徵、宫、商、羽。角为木音，徵为火音，宫为土音，商为金音，羽为水音（表2-6）。《素问·阴阳应象大论》云："东方生风，风生木……在音为角……南方生热，热生火……在音为徵……中央生湿，湿生土……在音为宫……西方生燥，燥生金……在音为商……北方生寒，寒生水……在音为羽。"

表2-6　五音、五运对应表

五音	角	徵	宫	商	羽
五运	木	火	土	金	水

五音分"太""少"，分别代表五运的太过和不及，且太、少是交替排列的。张介宾《类经图翼》云："盖太者属阳，少者属阴，阴以生阳，阳以生阴，一动一静，乃成易道。故甲以阳土，生乙之少商；乙以阴金，生丙之太羽；丙以阳水，生丁之少角；丁以阴木，生戊之太徵；戊以阳火，生己之少宫；己以阴土，生庚之太商；庚以阳金，生辛之少羽；辛以阴水，生壬之太角；壬以阳木，生癸之少徵；癸以阴火，复生甲之太宫。"

岁运、主运和客运都遵循这一规律。

中医五运六气理论中的"五音建运"反映了中医与音乐的关系，从中我们可以体会古代传统文化构建的大一统思维。前面讲过"葭管飞灰"的故事，古人通过测自然之气而形成六律，由六律分阴阳成为十二地支。古人测出自然之气不变的规律，所以才用"律"来表示。故《史记》云："六律为万事根本焉。"音律与天文历法结合，形成"律历"。二十四节气就是典型的律历历法，到现在依然能够指导农事活动。在古代，治病除了用药，还有更高深的疗法，就是音乐疗法，直接通过不同频率的波来调动人体阴阳之气。其实这中间还有一个环节，就是不同频率的乐律对人体精神心理产生影响，进而对人体阴阳气血产生调节作用。乐，繁体字为"樂"；药，繁体字为"藥"。中医认为，人体阴阳二气出现了偏颇即为病，而不同性味的药物是自然不同频率的载体，因此可借助药物之偏性来矫正人体之气的偏颇。乐与药的治疗原埋是相同的。

现在电视上有个叫《国乐大典》的节目，里面展示了 7000 年前的古笛还可以吹出非常优美的音乐，足见古人的智慧。在汉唐时期，我们的文化达到了一个高峰。清朝以后，随着国力的衰退，中国人的文化自信被打压得几乎丧失殆尽。现在应该感谢习近平主席治国的理念，给我们指出"中国梦"。随着我国经济实力的提升，传统文化的复兴将是一种必然。只有文化复兴了，我们的国家才能算是真正地复兴。

二、主运

主运是指主司一年五季气化常令的五运，反映了一年五个季节之间气候的常规差异。"主"是"主人"的意思，是说主运每年的排序都是固定不变的。主运的变化周期为一年，按照五行相生的顺序，始于木运，终于水运，年年如此。每年的初运都开始于大寒日，每运主七十三日零五刻，共计三百六十五日零二十五刻，正合周天之数。

推算方法：主运分五步，每年都是按照"木、火、土、金、水"的固定顺序排列的。先根据当年岁运的太过、不及确定与岁运五行属性相同的主运的太过、不及，然后依循五音建运"太少相生"的原则，得出主运各步的太少。

示例：2019 己亥年（表 2-7）。

1. 根据"甲己化土"的规律，首先确定岁运为土运。又己为阴干，故 2019 年为土运不及之年，即少宫。

2. 由岁运确定主运中与之相应的三运为少宫（土）。

3. 按照"太少相生"的原则，前后推出主运各步的太少。

表2-7　2019己亥年主运五步太少表

主运	初运	二运	三运	四运	五运
五运	木	火	土	金	水
五音	少角	太徵	少宫	太商	少羽

注意：主运每年的次序不变，起于角终于羽，以五行相生为序；主运的太过、不及，五年一循环，十年一周期。

三、客运

客运是相对主运而言，表述一年五季气象变化的特殊规律。"客"就是"客人"的意思，它是变动不定的。客运也是以"季"为单位，交司时刻、太少排序均与主运相同。主运排定了，再推客运就容易了。

推算方法：确定主运之后，将与岁运相应的五步之运放到客运的初运位置。即客运的初运与岁运是相同的。然后依据主运把余下的各步按五行相生顺序依次排列。例如2019己亥年（表2-8），岁运为少宫，主运是少角、太徵，少宫、太商、少羽；客运的初运就是把少宫提前为第一步，再把太商、少羽、少角、太徵依次排列。

表2-8　2019己亥年主运、客运五步太少表

2019	初运	二运	三运	四运	五运
主运	少角（木）	太徵（火）	少宫（土）	太商（金）	少羽（水）
客运	少宫（土）	太商（金）	少羽（水）	少角（木）	太徵（火）

在《素问》"运气七篇"中没有对客运作系统的叙述，只是在《六元正纪大论》中列有客运的程式。因此，后世对客运应用不多，这当是《内经》中没有列出客运对人体的影响规律所致。

第四节　六气推算

"地支化气"就是以地支作为推演依据，分析当年的六气运行

规律。六气分为主气和客气两种，主气守常，客气测变。每年春夏秋冬的气候是相对稳定的，就是因为主气是固定的。但每年的气候也存在着不同程度的波动变化，这是由于客气的干扰。把主气和客气相互叠加，称为客主加临，可用来综合分析气候的变化及其影响。主气和客气都可依据二十四节气划分为六步，且每步气的时间段都是一样的，第一步为大寒至春分；第二步为春分至小满；第三步为小满至大暑；第四步为大暑至秋分；第五步为秋分至小雪；第六步为小雪至大寒。

一、主气

主气主司一年的气候变化，恒居不变，年年如此。张景岳《类经图翼》云："主气者，地气也，静而守位。"主气以一年为周期，分为六步，一步四个节气，大寒为每年初之气的起始点（表2-9）。

《黄帝内经》中主气六步的顺序为：初之气厥阴风木，二之气少阴君火，三之气少阳相火，四之气太阴湿土，五之气阳明燥金，六之气太阳寒水。记忆的时候可转化为季节之气来记，比较容易。厥阴风木，风木代表的是春天；木要生火，火分少阴君火、少阳相火；然后是长夏，太阴湿土；再是秋天，气候多燥，为阳明燥金；最后为冬季，太阳寒水。李宏师姐将二十四节气对应六气的节点总结为"大分小，大分小"的口诀，方便记忆。

表2-9　六气六步分主节气表

六气六步	初之气	二之气	三之气	四之气	五之气	六之气
三阴三阳	厥阴	少阴	少阳	太阴	阳明	太阳
分主节气	大寒 立春 雨水 惊蛰	春分 清明 谷雨 立夏	小满 芒种 夏至 小暑	大暑 立秋 处暑 白露	秋分 寒露 霜降 立冬	小雪 大雪 冬至 小寒

《素问·六微旨大论》云："帝曰：善。愿闻地理之应六节气位何如？岐伯曰：显明之右，君火之位也；君火之右，退行一步，

相火治之；复行一步，土气治之；复行一步，金气治之；复行一步，水气治之；复行一步，木气治之；复行一步，君火治之。"这里的"地理之应六节气位"，就是讲的主气。

二、客气

客气，犹如客之往来，是指一年中特殊的气候变化。《类经图翼》云："客气者，天气也。在天为气，动而不息。"客气也分为六步，包括司天、在泉和左右四间气，每年随着地支的变换而变化。

注意：客气始终按照"一阴厥阴，二阴少阴，三阴太阴，一阳少阳，二阳阳明，三阳太阳"的顺序循环排列。主气、客气同主运、客运一样，排序都是根据《黄帝内经》的规定而来的，对于初学者而言，只要先记忆即可。

推算方法：根据地支确定司天、在泉之气，再根据司天、在泉进一步确定四步间气的排序。

（一）司天

司天是轮值主管天气之令的意思。《素问·六元正纪大论》云："岁半之前，天气主之。"所以，司天之气主管上半年的气候变化。

司天的推算是以地支作为依据的。《素问·天元纪大论》云："子午之岁，上见少阴；丑未之岁，上见太阴；寅申之岁，上见少阳；卯酉之岁，上见阳明；辰戌之岁，上见太阳；巳亥之岁，上见厥阴。"即子、午之年，少阴君火司天；丑、未之年，太阴湿土司天；寅、申之年，少阳相火司天；卯、酉之年，阳明燥金司天；辰、戌之年，太阳寒水司天；巳、亥之年，厥阴风木司天（表 2-10）。如 2019 己亥年，司天为厥阴风木。

表 2-10　十二地支、三阴三阳、六气对应表

十二地支	子午	丑未	寅申	卯酉	辰戌	巳亥
三阴三阳	少阴	太阴	少阳	阳明	太阳	厥阴
六气	君火	湿土	相火	燥金	寒水	风木

（二）在泉

在泉之气与司天之气相对，又称为"地气"。《素问·六元正纪大论》云："岁半之后，地气主之。"故在泉之气统管下半年的气候状态。

因为在泉与司天是相对的，且总是按照"一阴对应一阳，二阴对应二阳，三阴对应三阳"的规律存在，所以司天确定了，在泉也就确定了。如图 2-3 所示：子午少阴君

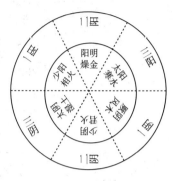

图 2-3　司天、在泉对应图

火与卯酉阳明燥金相对；丑未太阴湿土与辰戌太阳寒水相对；寅申少阳相火与巳亥厥阴风木相对，互为司天在泉。如 2019 己亥年，确定了司天为厥阴风木，那么在泉一定是少阳相火。

司天对应客气六步的三之气；在泉对应客气六步的终之气。

（三）左右四间气

客气六步，除了司天三之气和在泉终之气外，其余的初、二、四、五之气称为"间气"。司天、在泉的"左右"就是间气的位置。

示例：2019 己亥年（表 2-11）。

1. 该年的年支为亥，根据"地支化气"中"巳亥之岁，上见厥阴"的原则，确定 2019 年司天为厥阴风木。

2. 根据司天、在泉的固定对应原则，厥阴风木对应少阳相火，确定 2019 年在泉为少阳相火。

3. 根据"司天对应客气的三之气；在泉对应客气的终之气"的规律，确定 2019 年客气的三之气、终之气。

4. 再根据"一阳、二阳、三阳，一阴、二阴、三阴"的排序，确定间气。

表2-11　2019年客气司天、在泉、间气六步表

2019年客气六步	司天统管全年以上半年为主			司天：厥阴风木		
	初之气	二之气	三之气	四之气	五之气	终之气
	阳明燥金	太阳寒水	厥阴风木	少阴君火	太阴湿土	少阳相火
	二阳	三阳	一阴	二阴	三阴	一阳
				在泉以下半年为主		在泉：少阳相火

司天、在泉在南方和北方分别占据位置以后，司天左右间和在泉左右间就相对比较容易划定了。如图2-4，司天的左间为主气四之气之上，右间在主气二之气之上；在泉的左间在初之气之上，右间在五之气之上。左右间的判定，以站在司天、在泉，面向中央的方位来定。

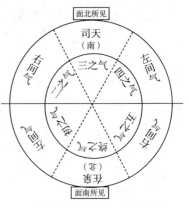

图2-4　司天、在泉、间气分布图

司天和在泉对全年的气化都有影响，只是司天对上半年影响较大，在泉对下半年影响较大。一年气候一寒一暑，在泉、司天分别对应寒、暑两个极端状态，因此具有宏观的指示意义。而间气则是主管某一步的气候变化。《素问·至真要大论》云："帝曰：间气何谓？岐伯曰：司左右间，是谓间气也。帝曰：何以异之？岐伯曰：主岁者纪岁，间气者纪步也。"

（四）客主加临

客主加临是将每年的六步主气和客气叠加会合，以推测该年的四时气候变化正常与否。

明代汪机《运气易览》云："六气旋相，以成一岁之主气也。

天之六气客之，每岁转居于其上，以行天令者也。是故当其时而行，变之常也，非其时而行，变之灾也。如春行夏、秋、冬之令，冬行春、夏、秋之令，此客加主之变也。故有德化政令之常，有暴风疾雨、迅雷飘电之变，冬有烁石之热，夏有凄风之清。此无他，天地之气胜复郁发之致也。"由此可见，客主加临即古人提炼出来的一个气候变化模型。

加临的方法，是将客气的司天、在泉分别加于主气的三之气与六之气上，其余四个间气与主气对应各步依次相加。每年主气的排序不变，得客气的干扰而出现波动，从而对人体发病产生影响。

用客主加临来推断气候正常与否及其对发病的影响，是根据客主之间相得、不相得以及顺、逆的关系来分析的。

1. 主客之气是否相得：凡主、客之气间存在着相生关系，或者客主同气，便是相得。《素问·五运行大论》云："气相得则和，不相得则病。"主、客气相得时，气候较为平和，在这种状态下，人体感受疾病的概率也不大。凡主、客气之间存在五行相克的关系便是不相得。此时气候变化往往反常，人体容易得病。

2. 主客之气的顺逆：根据五行相克关系，在主、客之气不相得的情况下，有主胜客、客胜主的不同。由此分为顺、逆：客胜主为顺，主胜客为逆。《素问·至真要大论》云："主胜逆，客胜从。"主气居而不动，为岁之常；客气动而不居，为岁之暂。因而宁使客气制胜主气，毋使主气制胜客气。客气的时间短暂，虽制胜主气，但很快就会过去。

示例：2019 己亥年，初之气的主气与客气是金克木，故不相得；因"客胜从"，故为顺。其余具体见表 2-12。

表 2-12　2019 己亥年客主加临格局

2019	初之气	二之气	三之气	四之气	五之气	终之气
客气	阳明燥金	太阳寒水	厥阴风木	少阴君火	太阴湿土	少阳相火

续表

2019	初之气	二之气	三之气	四之气	五之气	终之气
主气	厥阴风木	少阴君火	少阳相火	太阴湿土	阳明燥金	太阳寒水
客主加临	不相得（顺）	不相得（顺）	相得	相得	相得	不相得（逆）

3. 君火、相火加临顺逆： 少阴君火与少阳相火加临时，从五行属性来讲是同气，按照常规是相得。但两者排序又分为顺逆。君火为主，相火为从。因此若君火为客气加临于相火，则为顺；若相火为客气加临于君火，则为逆。《素问·六微旨大论》云："君位臣则顺，臣位君则逆。逆则其病近，其害速；顺则其病远，其害微。所谓二火也。"

如卯酉年，客气二之气为少阳相火，主气二之气为少阴君火，相火凌驾于君火之上，则为逆。

第五节　运气相合

自然万物的变化是由天气和地气的升降运动共同产生的。《素问·六微旨大论》云："帝曰：其升降何如？岐伯曰：气之升降，天地之更用也。帝曰：愿闻其用何如？岐伯曰：升已而降，降者谓天；降已而升，升者谓地。天气下降，气流于地；地气上升，气腾于天。故高下相召，升降相因，而变作矣。"天干纪运，地支纪气。五运是自然之气在地五方或五季的气候状态；六气是在天周流之气影响万物生化的气候变化。甲子纪年实际上体现了五运和六气的合治规律。在合治之中，又存在着同化和异化的不同。

一、运气同化

运气同化指运与气属于同类而化合。合治同化表现为天符、岁会、同天符、同岁会、太乙天符五种不同的情况。注意这些同化规律也是由《内经》所规定，初学者记忆便可。

（一）天符

天符是指岁运之气与司天之气的五行属性相符。《素问·天元纪大论》云："应天为天符。"《类经图翼》注释此句："谓中运之气，与司天之气相同者，命曰天符，符之为言合也。"《素问·六微旨大论》又云："帝曰：土运之岁，上见太阴；火运之岁，上见少阳、少阴；金运之岁，上见阳明；木运之岁，上见厥阴；水运之岁，上见太阳，奈何？岐伯曰：天之与会也，故《天元册》曰天符。"

天符年自然气候变化剧烈，因为相当于两个五行属性相同的气候遇到一起，力量叠加。六十年中，形成天符的有十二年（表2-13）。如戊子年，岁运为火运，司天为少阴君火，同属于火。

表2-13　十二年天符表

干支	丁巳 丁亥	戊子 戊午	戊寅 戊申	己丑 己未	乙卯 乙酉	丙辰 丙戌
岁运	木运	火运		土运	金运	水运
司天	厥阴风木	少阴君火	少阳相火	太阴湿土	阳明燥金	太阳寒水
同化	木风同化	火与暑热同化		土湿同化	金燥同化	水寒同化

（二）岁会

岁会是指岁运与年支所属方位的五行属性相合，且年支居五方之正位（图2-5）。

《素问·六微旨大论》云："木运临卯，火运临午，土运临四季，金运临酉，水运临子，所谓岁会，气之平也。"

岁会之年气趋于平，即气候变化较为平和。六十年中，岁会

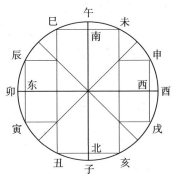

图2-5　十二地支方位图

有八年（表2-14）。如丁卯年，岁运为木运，地支卯处东方木之正位，同属于木。

表2-14　八年岁会表

干支	丁卯	戊午	甲辰、甲戌 己丑、己未	乙酉	丙子
岁运	木运	火运	土运	金运	水运
同化	木运临卯	火运临午	土运临四季	金运临酉	水运临子

除此八年之外，还有四年类似于岁会的年份，如壬、寅皆木，庚、申皆金，癸、巳皆火，辛、亥皆水，亦是岁运与年支相合。但这些年不是岁会之年，因为这些年份的地支所处的方位不是四正之位。

（三）同天符

同天符指太过的岁运之气与在泉之气相合而同化。

《素问·六元正纪大论》云："甲辰、甲戌太宫，下加太阴；壬寅、壬申太角，下加厥阴；庚子、庚午太商，下加阳明，如是者三……加者何谓？岐伯曰：太过而加同天符。"《类经图翼》云："下加者，在泉为下也。"

同天符之年气候变化同样剧烈。六十年中，形成同天符的有六年（表2-15）。如壬申年，岁运为木运太过，在泉为厥阴风木。

表2-15　六年同天符表

干支	壬申、壬寅	甲辰、甲戌	庚子、庚午
岁运	太角（木）	太宫（土）	太商（金）
在泉	厥阴风木	太阴湿土	阳明燥金
同化	风木同化	土湿同化	金燥同化

（四）同岁会

同岁会指不及的岁运之气与在泉之气相合而同化。

《素问·六元正纪大论》云:"癸巳、癸亥少徵,下加少阳;辛丑、辛未少羽,下加太阳;癸卯、癸酉少徵,下加少阴,如是者三……不及而加同岁会也。"

同岁会之年气候变化也是较为平和。六十年中,形成同岁会的有六年(表2-16)。如辛丑年,岁运为水运不及,在泉为太阳寒水。

表2-16 六年同岁会表

干支	癸卯、癸酉	癸巳、癸亥	辛丑、辛未
岁运	少徵(火)		少羽(水)
在泉	少阴君火	少阳相火	太阳寒水
同化	火与暑热同化		水寒同化

(五)太乙天符

既是天符,又是岁会。也就是司天之气、岁运之气、岁支之气三者的会合,《素问·天元纪大论》称之为"三合为治"。《素问·六微旨大论》云:"天符岁会何如? 岐伯曰:太乙天符之会也。"

太乙天符之年,气候变化尤为剧烈。在六十年中,有戊午、乙酉、己丑、己未四年,是属太乙天符(图2-6)。例如己丑年,岁运为土运,司天为太阴湿土,地支五行属土。

古人认为,天符如执法,岁会如行令,而太乙天符如贵人。遇到天符年,病变速而危;遇到行令之年,病变徐而持久;遇到

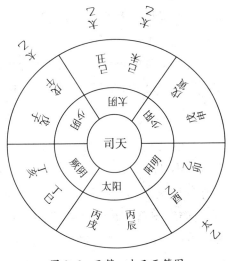

图2-6 天符、太乙天符图

太乙天符年，得病多暴死。这是因为三个相同属性的因子叠加，更易导致气候的偏颇，人体亦更易感应而病。

二、运气异化

运与气存在五行生克关系，称为运气异化。具体有运盛气衰、气盛运衰、平气之年三种。

（一）运盛气衰

若运生气或运克气，均属运盛气衰。运生气，为小逆；运克气，为不和。例如辛亥年，岁运是水运，司天是厥阴风木，运生气，故辛亥年是运盛气衰的小逆年；甲辰年，岁运是土运，司天是太阳寒水，运克气，故甲辰年为运盛气衰的不和年。

运盛气衰的年份，分析气候变化以运为主。小逆、不和之年气候变化均较大。

（二）气盛运衰

若气生运或气克运，均属气盛运衰。气克运，为天刑；气生运，为顺化。比如己亥年，岁运是土运，司天为厥阴风木，气克运，称为天刑；甲子年，岁运是土运，司天是少阴君火，气生运，属于顺化之年。

气盛运衰的年份，分析气候变化以气为主。天刑之年气候变化剧烈，顺化之年气候变化较为平和。

（三）平气之年

五运之气，既非太过，又非不及，便叫做平气。它和五运的太过、不及统称为"五运三纪"。《素问·六元正纪大论》云："运非有余非不足，是谓正岁，其至当其时也。"

《类经图翼·五运太少齐兼化逆顺图解》云："平气，如运太过而被抑，运不及而得助也。"即形成平气之年有两种情况，是结合该年岁支的五行属性来进行推算的。抑制或资助，由当年轮值的司天之气，或地之四方正气与运的五行生克关系而确定。

第一种，"运太过而被抑"。如戊辰年，岁运为火运太过，司天为太阳寒水。太过的火运，得司天之气的抑制，即成平气之年。

第二种，"运不及而得助"。如辛亥年，岁运为水运不及，但"亥"在北方亦属水，不及的水运，得北方亥水的资助，因此也是平气之年。又如癸巳年，岁运为火运不及，但年支"巳"亦属火，不及的火运，得南方巳火的资助，同样成为平气之年。

以上两种都是由年干和年支的关系来确定的。

另外还有一种情况，凡交运的日干或时干与运同属相合，也形成平气之年。例如丁亥年，木运不及，如交运日的日干或时干为壬，丁为阴木，壬为阳木，便形成运与日干或时干同属相合，亦为平气之年。在这种情况下，平气不能预期，要根据当年的交运日、时如法推算，才能确定。

《素问·五常政大论》云："愿闻平气何如而名？何如而纪也？岐伯对曰：昭乎哉问也！木曰敷和，火曰升明，土曰备化，金曰审平，水曰静顺。""敷和、升明、备化、审平、静顺"，是"木火土金水"五运平气之象。平气之年，"五运之性，各守其平"。在这种情况下，气候和平，生化正常，因而疾病也就很少流行。

第六节　五运六气与疾病

《黄帝内经》中《天元纪大论》《五运行大论》《六微旨大论》《气交变大论》《五常政大论》《六元正纪大论》《至真要大论》这七篇，再加上后世补入的《刺法论》《本病论》两遗篇，合称"九篇大论"，是运气理论的核心内容。其中详细阐述了五运之太过不及、六气司天在泉、客主加临及胜复郁发等各种运气因子与疾病的对应关系。因此，学习五运六气理论必须要深入研究这些经典内容。限于篇幅原因，本书仅梳理、截取了各运气因子与疾病的部分对应内容供大家参考。

一、五运与疾病

如前所述，五运有平气、太过、不及三种一般情况。除此之外，还有胜复、郁发两种特殊情况。

（一）平气之年

气候平和，不易暴发疾病。《素问·五常政大论》详细列举了"木曰敷和，火曰升明，土曰备化，金曰审平，水曰静顺"的内容。

"敷和之纪，木德周行，阳舒阴布，五化宣平，其气端，其性随，其用曲直，其化生荣，其类草木，其政发散，其候温和，其令风，其脏肝，肝其畏清，其主目，其谷麻，其果李，其实核，其应春，其虫毛，其畜犬，其色苍，其养筋，其病里急支满，其味酸，其音角，其物中坚，其数八……

"故生而勿杀，长而勿罚，化而勿制，收而勿害，藏而勿抑，是谓平气。"

平气之年，气候平和，疾病很少流行。篇中还告诫我们要尊重自然规律，"生而勿杀，长而勿罚，化而勿制，收而勿害，藏而勿抑"，不要去人为地干预、违逆自然的规律。

（二）太过之年

五运太过而没有相应的气来克制，会造成气候太过的异常现象。由于"天人相应"，人体相应类属的脏腑就会出现生克失衡的状态。如木运太过，土气被乘，人易出现脾胃的病证。

《素问·五常政大论》阐述了"木曰发生，火曰赫曦，土曰敦阜，金曰坚成，水曰流衍"的状态表现。

"发生之纪，是谓启陈，土疏泄，苍气达，阳和布化，阴气乃随，生气淳化，万物以荣。其化生，其气美，其政散，其令条舒，其动掉眩巅疾，其德鸣靡启坼，其变振拉摧拔，其谷麻稻，其畜鸡犬，其果李桃，其色青黄白，其味酸甘辛，其象春，其经足厥阴少阳，其脏肝脾，其虫毛介，其物中坚外坚，其病怒，太角与上商同，上徵则其气逆，其病吐利。不务其德，则收气复，秋气劲切，甚则肃杀，清气大至，草木凋零，邪乃伤肝……

"故曰不恒其德，则所胜来复，政恒其理，则所胜同化，此之谓也。"

这里为我们指出，五运太过之年易出现相应气候的偏颇而表现为胜气的特征，有胜气就会有克制之气来"报复"，从而达到相对平衡的状态。

（三）不及之年

五运不及而没有相应的气来扶助、支持，会造成气候不及的异常。同样，人体相应类属的脏腑也会出现生克失衡的状态。如木运不及，金气乘之，人易出现肝脏病证。

《素问·五常政大论》阐述了"木曰委和，火曰伏明，土曰卑监，金曰从革，水曰涸流"的状态表现。

"委和之纪，是谓胜生。生气不政，化气乃扬，长气自平，收令乃早。凉雨时降，风云并兴，草木晚荣，苍干凋落，物秀而实，肤肉内充。其气敛，其用聚，其动缓戾拘缓，其发惊骇，其脏肝，其果枣李，其实核壳，其谷稷稻，其味酸辛，其色白苍，其畜犬鸡，其虫毛介，其主雾露凄沧，其声角商。其病摇动注恐，从金化也，少角与判商同，上角与正角同，上商与正商同；其病肢废，痈肿疮疡，其甘虫，邪伤肝也，上宫与正宫同。萧飋肃杀，则炎赫沸腾，眚于三，所谓复也，其主飞蠹蛆雉，乃为雷霆……

"故乘危而行，不速而至，暴虐无德，灾反及之，微者复微，甚者复甚，气之常也。"

这里为我们指出，五运不及之年也会出现气候偏颇而表现为胜复的情况，需要注意。

（四）胜复之气

如前文所述，五运太过、不及之年均会引起气候的胜复，而表现为特殊的气候变化。五运不及之年，有"胜我"之气相乘，若相乘太过，便会有"我生"之复气来克制。五运太过之年，对"所胜"一行克制太过，常在其"胜己"之时令，由"胜己"之气产生复气。胜复之气是自然系统自我平衡的一种调节机制。

（五）郁发之气

五运之气若被克制太过，还会存在"郁久而本气暴发"的情况。《素问·六元正纪大论》对此有详细阐述。

"帝曰：善。五运之气，亦复岁乎？岐伯曰：郁极乃发，待时而作者也。帝曰：请问其所谓也？岐伯曰：五常之气，太过不及，其发异也。帝曰：愿卒闻之。

"岐伯曰：太过者暴，不及者徐，暴者为病甚，徐者为病持。帝曰：太过不及，其数何如？岐伯曰：太过者其数成，不及者其数生，土常以生也。帝曰：其发也何如？

"岐伯曰：土郁之发，岩谷震惊，雷殷气交，埃昏黄黑，化为白气，飘骤高深，击石飞空，洪水乃从，川流漫衍，田牧土驹。化气乃敷，善为时雨，始生始长，始化始成。故民病心腹胀，肠鸣而为数后，甚则心痛胁膜，呕吐霍乱，饮发注下，胕肿身重。云奔雨府，霞拥朝阳，山泽埃昏。其乃发也，以其四气。云横天山，浮游生灭，怫之先兆……

"有怫之应而后报也，皆观其极而乃发也，木发无时，水随火也。谨候其时，病可与期，失时反岁，五气不行，生化收藏，政无恒也。"

如土运不及之年，木气盛行。如果木气过盛，土气被郁而不舒，郁久则土气暴发。因此，我们要在五运太过、不及之年，密切关注气候变化与临床病证的特点，判断运气的胜复或郁发，"谨候其时"，则"病可与期"，真正将中医"天人相应"理论落到实处。

二、六气与疾病

（一）主气

主气是一年各时段依时而至的气候状态，各施其化，气候正常，则人不易病。

（二）客气

1. 司天

司天主管上半年的气候状态。如厥阴司天之年，多现"风木"的气候特点，人体肝脏应之。

《素问·至真要大论》云："厥阴司天，风淫所胜，则太虚埃昏，云物以扰，寒生春气，流水不冰。民病胃脘当心而痛，上支两胁，膈咽不通，饮食不下，舌本强，食则呕，冷泄腹胀，溏泄，瘕水闭，蛰虫不去，病本于脾。冲阳绝，死不治……

"帝曰：善。治之奈何？岐伯曰：司天之气，风淫所胜，平以辛凉，佐以苦甘，以甘缓之，以酸泻之。热淫所胜，平以咸寒，佐以苦甘，以酸收之。湿淫所胜，平以苦热，佐以酸辛，以苦燥之，以淡泄之。湿上甚而热，治以苦温，佐以甘辛，以汗为故而止。火淫所胜，平以酸冷，佐以苦甘，以酸收之，以苦发之，以酸复之，热淫同。燥淫所胜，平以苦温，佐以酸辛，以苦下之。寒淫所胜，平以辛热，佐以甘苦，以咸泻之。"

这部分内容为我们详细阐述了各气司天之年的用药法则，当细心体会。

2. 在泉

在泉主管下半年的气候状态。

《素问·至真要大论》云："岁厥阴在泉，风淫所胜，则地气不明，平野昧，草乃早秀。民病洒洒振寒，善伸数欠，心痛支满，两胁里急，饮食不下，膈咽不通，食则呕，腹胀善噫，得后与气，则快然如衰，身体皆重……

"帝曰：善。治之奈何？岐伯曰：诸气在泉，风淫于内，治以辛凉，佐以苦，以甘缓之，以辛散之。热淫于内，治以咸寒，佐以甘苦，以酸收之，以苦发之。湿淫于内，治以苦热，佐以酸淡，以苦燥之，以淡泄之。火淫于内，治以咸冷，佐以苦辛，以酸收之，以苦发之。燥淫于内，治以苦温，佐以甘辛，以苦下之。寒淫于内，治以甘热，佐以苦辛，以咸泻之，以辛润之，以苦坚之。"

这部分内容为我们详细阐述了各气在泉之年的用药法则，同样当细心体会。

3. 胜复之气

胜气，即偏胜之气。若主时之气太过，则会导致其所克制的脏腑发病。有胜则有复，胜气过后，复气加之，同样会导致疾病。

《素问·至真要大论》记载："帝曰：六气相胜奈何？岐伯曰：厥阴之胜，耳鸣头眩，愦愦欲吐，胃膈如寒，大风数举，倮虫不滋，胠胁气并，化而为热，小便黄赤，胃脘当心而痛，上支两胁，肠鸣飧泄，少腹痛，注下赤白，甚则呕吐，膈咽不通……

"帝曰：治之奈何？岐伯曰：厥阴之胜，治以甘清，佐以苦辛，以酸泻之。少阴之胜，治以辛寒，佐以苦咸，以甘泻之。太阴之胜，治以咸热，佐以辛甘，以苦泻之。少阳之胜，治以辛寒，佐以甘咸，以甘泻之。阳明之胜，治以酸温，佐以辛甘，以苦泄之。太阳之胜，治以甘热，佐以辛酸，以咸泻之。

"帝曰：六气之复何如？岐伯曰：悉乎哉问也！厥阴之复，少腹坚满，里急暴痛，偃木飞沙，倮虫不荣，厥心痛，汗发呕吐，饮食不入，入而复出，筋骨掉眩，清厥，甚则入脾，食痹而吐。冲阳绝，死不治……

"帝曰：善，治之奈何？岐伯曰：厥阴之复，治以酸寒，佐以甘辛，以酸泻之，以甘缓之。少阴之复，治以咸寒，佐以苦辛，以甘泻之，以酸收之，辛苦发之，以咸软之。太阴之复，治以苦热，佐以酸辛，以苦泻之，燥之，泄之。少阳之复，治以咸冷，佐以苦辛，以咸软之，以酸收之，辛苦发之。发不远热，无犯温凉，少阴同法。阳明之复，治以辛温，佐以苦甘，以苦泄之，以苦下之，以酸补之。太阳之复，治以咸热，佐以甘辛，以苦坚之。

"治诸胜复，寒者热之，热者寒之，温者清之，清者温之，散者收之，抑者散之，燥者润之，急者缓之，坚者软之，脆者坚之，衰者补之，强者泻之，各安其气，必清必静，则病气衰去，归其所宗，此治之大体也。"

这部分内容为我们详细阐述了胜复之气的治疗法则，亦当细心体会。

4. 客主加临

主气固定不变，客气逐年轮替，从而形成客主加临的复杂气候状态。客胜或主胜，会导致不同的疾病表现。

《素问·至真要大论》记载："帝曰：善。客主之胜复奈何？岐伯曰：客主之气，胜而无复也。帝曰：其逆从何如？岐伯曰：主胜逆，客胜从，天之道也。

"帝曰：其生病何如？岐伯曰：厥阴司天，客胜则耳鸣掉眩，甚则咳；主胜则胸胁痛，舌难以言……

"厥阴在泉，客胜则大关节不利，内为痉强拘瘛，外为不便；主胜则筋骨繇并，腰腹时痛……

"帝曰：善，治之奈何？岐伯曰：高者抑之，下者举之，有余折之，不足补之，佐以所利，和以所宜，必安其主客，适其寒温，同者逆之，异者从之……

"木位之主，其泻以酸，其补以辛。火位之主，其泻以甘，其补以咸。土位之主，其泻以苦，其补以甘。金位之主，其泻以辛，其补以酸。水位之主，其泻以咸，其补以苦。

"厥阴之客，以辛补之，以酸泻之，以甘缓之。少阴之客，以咸补之，以甘泻之，以咸收之。太阴之客，以甘补之，以苦泻之，以甘缓之。少阳之客，以咸补之，以甘泻之，以咸软之。阳明之客，以酸补之。以辛泻之，以苦泄之。太阳之客，以苦补之，以咸泻之，以苦坚之，以辛润之。"

这部分内容为我们详细阐述了客、主之胜的治疗原则和方法，同样当细心体会。

三、刚柔失守，三年化疫

除每年的五运、六气因素会对疾病产生影响外，《黄帝内经》还有"刚柔失守""三年化疫"的论述。尤其是较大的疫情，往往是由三年前较大的气候变化而引起。

《素问·刺法论》云："明其奥旨，天地迁移，三年化疫，是谓根之可见，必有逃门。假令甲子，刚柔失守，刚未正，柔孤而有亏，时序不令，即音律非从，如此三年，变大疫也。详其微甚。察其浅深，欲至而可刺，刺之当先补肾俞，次三日，可刺足太阴之所注。又有下位己卯不至，而甲子孤立者，次三年作土疠，其法补泻，一如甲子同法也。其刺以毕，又不须夜行及远行，令七日洁，清净斋戒。所有自来肾有久病者，可以寅时面向南，净神不乱思，闭气不息七遍，以引颈咽气顺之，如咽甚硬物，如此七遍后，饵舌下津令无数……"

对这一领域的研究，我的老师顾植山教授当之无愧是最突出的代表。顾老及其团队承担了国家五运六气预测项目的研究，先后对SARS、手足口病、甲流、禽流感等疫情作出了较为准确的预测。其代表作《疫病钩沉》希望大家能仔细研读，里面详细阐述了2003年SARS疫情的始末，从中可以体会到中医的伟大。

由以上内容我们可以看出，五运六气阐述了气象与疾病之间存在着多层面的关系，是综合作用的结果，不能简单归结为由某一因素导致的直接因果关系。学习五运六气，仅仅会推算运气格局，只是入门功夫而已，还要下力气体悟各因素之间的关系和综合规律。除了观察当年的气候状态，还要关注向前至少三年的气候情况。望学者勿轻视之。

第七节　六气大司天理论

五运六气理论发展到清代，形成了六气大司天理论，标志着五运六气理论的成熟。大司天以客气三阴三阳的次序轮替，是以60年为单元、3600年为周期的大运气格局，解释了疾病发生和历代医家用药特点的规律，对于中医各家学说的研究具有积极意义，值得关注、学习。

一、六气大司天理论源流

明代医家韩懋在其著作《韩氏医通》中指出，疾病的发生与大运之间存在联系。同时代医家汪机对韩懋的发现非常重视，将之摘录于其著作《运气易览》中。晚明医家王肯堂在写《医学穷源集》时，受到邵雍"元会运世"学说的启发，将之移植到中医学中。后来还有费启泰在《救偏琐言》中提到："阴阳有大运也……逐年岁气，大运之散殊也。"但他们都只是讨论了大运，而未阐述清楚大运的推算方法，因此还未能真正形成理论体系。

清代王朴庄在《伤寒论附余》中谈到了对于六气大司天理论的认识。他在讨论名方圣散子治痘的成败经验时说："愚尝思之，《内经》云：天以六为节，地以五为制。五六相合而七百二十气，凡三十岁而为一纪。千四百四十气，凡六十岁而为一周。不及太过，斯可见矣。今宗斯训，扩而大之，以三百六十年为一大运，六十年为一大气，五运六气迭乘，满三千六百年为一大周。天之大运加临于地者，变化难测，地之大气感受于人者，切近易明。自黄帝甲子起，前三十年依厥阴风木司天之例，后三十年依少阳相火在泉之例，至坡公时值六十三甲子，则湿土寒水也。晚年知黄州已交六十四甲子，相火用事。"以下又列述了刘河间、张易水、李东垣、朱丹溪、张景岳、吴又可等医家所在时期的大运及他们的用药特点。后来陆九芝把《伤寒论附余》编入其《世补斋医书》

中，并且系统地阐发了其外曾祖父王朴庄的思想，使得六气大司天理论完整地呈现在世人面前。他在书中言："余因公之言，作大司天论两篇，推阐前后，使人易晓，以不没公之苦心。公当许其在私淑之列乎。"

二、六气大司天理论

六气大司天理论起于宋代邵雍《皇极经世》中"元会运世"之说，成于陆九芝《世补斋医书》。

该理论认为，黄帝八年起第一甲子下元，前三十年一纪，为厥阴风木；后三十年一纪，为少阳相火。

黄帝六十八年第二甲子上元，前一纪，少阴君火；后一纪，阳明燥金。

少昊十八年第三甲子中元，前一纪，太阴湿土；后一纪，太阳寒水。

少昊七十八年第四甲子下元，前一纪，少阳相火；后一纪，厥阴风木。

颛顼五十四年第五甲子上元，前一纪，阳明燥金；后一纪，少阴君火。

帝喾二十九年第六甲子中元，前一纪，太阳寒水；后一纪，太阴湿土。

帝尧二十一载第七甲子下元，又复为，前一纪，厥阴风木；后一纪，少阳相火。

由此类推，即"厥阴风木，少阳相火""少阴君火，阳明燥金""太阴湿土，太阳寒水""少阳相火，厥阴风木""阳明燥金，少阴君火""太阳寒水，太阴湿土"迭相轮替。

根据六气大司天理论顺推，我们现在处于第七十九甲子。从1984甲子年开始，到2043癸亥年结束，是厥阴风木司天，少阳相火在泉的气运格局。也就是1984年到2013年为厥阴风木主管，2014年到2043年是少阳相火主管。

三、六气大司天理论与中医学术流派

考察中医历代名家及各流派的学术思想与六气大司天规律的密切关系，可以帮助我们更好地理解中医学术的创新规律。

金元时期，中医学术流派迎来了空前的发展。这对于中医学，特别是理论的研究，提出了一个现实问题，怎样用一个理论把这些流派的学术思想给统一起来？而六气大司天理论就正可以较好地回答这个问题。即各医家在不同的气候背景下产生了不同的医学观点，但可以统一于六气大司天理论。

刘守真（约1110—1200），时值第六十五甲子。即在他24岁以后，大司天进入阳明燥金司天的范围；自他54岁开始，大司天进入少阴君火在泉的范围。其一生中所处的节气基本属燥火行令，故主用寒凉。

朱丹溪（1281—1358），其40余岁医术日渐精湛之时，正值大司天运入第六十八甲子火燥用事，于是他提出"阳常有余，阴常不足"之论，力主滋阴。

李东垣（1180—1251），时值第六十六甲子，太阳寒水司天，太阴湿土在泉。其创制补中益气汤、沉香温胃丸、神圣复气汤等名方，主利湿温中，得效甚众。

张介宾（1563—1640），时值第七十二甲子，同样是寒湿用事，太阳寒水司天，太阴湿土在泉，是以主张温补奏功。

黄元御（1705—1758）著书立说时正逢湿土主令，故其不惜笔墨地阐述"中"（即脾胃）的重要性，尤其注重脾阳。张锡纯评价其"用药恒偏于热"。

从以上所述可以看出，历代名医因不同气候状态的影响而用药不同。从大司天的角度来看，正是顺应了天时，体现了中医"天人相应"的观点。我们应该重视对六气大司天理论的研究。对于当下，厥阴、少阳主时对人体产生的影响，我们学医者也应留意。

第三章　中医理论阴阳术数体系

中医的博大精深在很大程度上就是在于其文化根源的深邃性与广博性。今天的中医教材仅仅将阴阳、五行作为中医理论的依据，是无法支撑整个中医理论构架的。中医院校教材中缺乏"六气"体系，导致学习者对中医脏腑经络理论体系处于模糊的认识状态。这也是很多中医院校的学生学医多年，依然难以将所学灵活应用于临床的原因之一。学生们对中医的很多概念只"知其然，不知其所以然"，仅仅停留在知识的记忆上，无法进行触类旁通。

基于此，我们勾勒了中医学习必备的理论知识体系，名之为"中医理论阴阳术数体系"（图 3-1）。

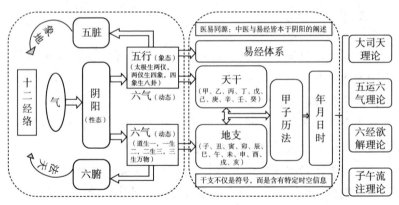

图 3-1　中医理论阴阳术数体系

此图左侧部分是学习中医必备的基本知识，阴阳、五行、六气、十二经络、脏腑体系。在学习过程中要注意体会中医基本概念的内涵及理论体系的逻辑性与统一性。其中六气理论部分的价值，很大程度上是被当前中医教材所忽略的，这就造成很多初学者无法完成中医思维体系的理论构架，即使勉强形成思维体系，也存在严重的缺陷，很多细节经不起推敲。因此我们要加强学习之。

中医理论是多元学科的产物，是在"天人相应"思维架构下形成的多学科、多领域的一统化理论体系。在此思维指导下，中医与传统文化相融、相伴，互相发明，才成就了其博大精深的特质。上图右侧部分反映的正是这部分内容。如前文所述，通过古天文学的发展，形成了五行、六气的概念；由五行而产生了天干，由六气而形成了地支。由天干地支而形成的六十甲子历法体系，是连通传统术数之学与中医的桥梁。而这正是我们现代很多人的知识结构中所缺失的。除此之外，《易经》对中医思维方法的影响也是不可忽视的。唐代大医孙思邈就曾明言："不知《易》，不足以言太医。"这应引起现代学中医者的足够重视。若能于此融会贯通，对学习中医而言，也就有了"活水之源"。而这部分内容恰恰是被误解最深，传承也最薄弱的部分。正是由于此环节的缺失，我们在学习五运六气、六气大司天、子午流注等涉及术数的中医理论时，才会如坠云雾。因为未达本源，纵然用尽全力，终是徒劳无功。殊不知这些都是传统文化中的基本工具，是古代科技的精华。抛却了这些理论工具，整个中医理论的大厦，必然伤到基石。因此我们要共同反思，要想继承、发扬中医，必须重新找回文化之根，这样才能从根本上解决中医的传承问题。

中医和西医属于两种截然不同的科学体系。在科学主义盛行的今天，如果不能讲明白中医独特的理论体系、思维方法，想要让人们从内心里彻底接受中医，乃至自觉学习中医、弘扬中医，将是一件非常困难的事。若不重视这个问题，必然会继续出现当年主张"废医存药"，并提出"废止中医案"的余云岫所描述的情况："当初我一意要入医学校去学医的时候，原是抱了一种极大的野心。我想中国的医学是数千年来相传的学问，历代名医很不少，历史和名人笔记里面所载的医话说得很有奇效，《内经》《伤寒论》《千金方》《外台秘要》等书籍也很多。我以为中国的医学是一定有研究的价值，一定有很好的成绩可以研究出来，并且研究这个学问一定是很有趣味的。谁想学了西医之后，再把中国医书翻开来读读，竟是大失所望，把我十年来痴心妄想要发现国粹的狂热，竟变成'一片冰心在玉壶'了。"这种对中医从热情投入到失望结局的经历，现在仍不在少数。

因此，作为中医教育者和实践者，在今天看来，讲清楚中医的思维方法，讲清楚中医理论体系的内涵和逻辑关系，要比讲清楚几个方剂，治疗几个病证显得更为紧迫。我们不能将中医的理论"阉割"以去适应现代科学的标准，更不应该试图用现代的思维体系来"改造"中医，这将抹杀中医的原创性思维。在文化融合、发展的历史中，传承比创新更为重要。但我们不是反对创新，而是强调在传承基础上的创新才是真正的弘扬。正是，"问渠那得清如许？为有源头活水来"。

第四章 五运六气与中医理论构建

第一节 五运六气与脏腑经络

一、六气五行，皆备于身

《素问·宝命全形论》云："天覆地载，万物悉备，莫贵于人，人以天地之气生，四时之法成，君王众庶，尽欲全形。"古人认为，天气之阴阳即六气，地气之阴阳即五行。人是天地之气所生，也就是五运六气所生。基于"天人相应"的思想，古人将五行、六气等用于阐述人体的生理变化。如《素问·离合真邪论》中"夫圣人之起度数，必应于天地，故天有宿度，地有经水，人有经脉"，《灵枢·邪客》中"天有日月，人有两目。地有九州，人有九窍。天有风雨，人有喜怒……天有五音，人有五脏。天有六律，人有六腑"等。人体器官孔窍，乃至情绪，都应乎天地。我们在学习中医的过程中，要将人放到自然之中来思考。了解了这一思维，才能真正把握中医对人体的认识。

《河间六书》云："五脏六腑，应五运六气。"人与天地相参，五行对应五脏，五脏属阴，主封藏精气；六气对应六腑，六腑属阳，主传化物。黄元御在《四圣心源》中对此有详细阐释："天有六气，地有五行。六气者，风、火、暑、湿、燥、寒，五行者，木、火、土、金、水。在天成象，在地成形。六气乃五行之魂，五行即六气之魄。人为天地之中气，秉天气而生六腑，秉地气而生五脏。六气五行，皆备于人身。内伤者，病于人气之偏，外感者，因天地之气偏，而人气感之。"由此可以看出，以天文学为背景的五运六气理论正是形成中医"五脏六腑"概念的基础。

二、十二经络与五运六气

中医的十二经络准确表达了人是天地和合而产生的内涵。《素问·宝命全形论》云："天有阴阳，人有十二节；天有寒暑，人有虚实。能经天地阴阳之化者，不失四时；知十二节之理者，圣智不能欺也。"《四圣心源》亦云："天人同气也，经有十二，六气统焉。"由此可见，是由三阴三阳六气逐步演化出以六经为主体的十二经络。经络之气运动不息，亦应天之气。

从脏腑与经络的配属中，亦能看到运气思维的影响。五脏属阴以应五运，六腑属阳以应六气。《素问·天元纪大论》云："欲知天地之阴阳者，应天之气，动而不息，故五岁而右迁，应地之气，静而守位，故六期而环会，动静相召，上下相临，阴阳相错，而变由生也。"五脏"应地之气，静而守位"，所以五脏之心、心包、肺居上之阳位，配以手经；肝、脾、肾居下之阴位，配以足经。六腑"应天之气，动而不息"，所以六腑之大肠、小肠、三焦（特殊）居下之阴位，却配以手经；胆、胃、膀胱（特殊）居上之阳位，却配以足经。从而体现"六期而环会""上下相临"。《素问·阴阳应象大论》云："阴在内，阳之守也；阳在外，阴之使也。"五脏六腑通过十二经络的"动静相召""阴阳相错"，完成人体阴阳之气化，"而变由生也"。这也体现了运气理论"天人同构"的基本思维。

在一些古代医书上，也留有这一发展的痕迹。马王堆汉墓出土的帛书中，经络著作有《足臂十一脉灸经》和《阴阳十一脉灸经》。专家学者通过将之与《灵枢·经脉》对比，发现《足臂十一脉灸经》和《阴阳十一脉灸经》是《灵枢·经脉》的源头。这说明经络学说的形成不是一蹴而就的，而是逐步完善起来的。两部古医帛的成书年代，至少可以上溯到春秋战国之际，甚至更早。而取数十一经脉，正合五脏加六腑之数。且经脉命名也是根据三阴三阳。因此，马王堆十一脉恰成为中医经络理论是基于五运六气模式而构建的最有力证据。随着后世医学的发展，十一脉逐步完善为十二经络。

（一）标本中气

为了更清楚地阐述中医经络体系，还要了解运气学说里面的"标本中气"理论。风、热、湿、燥、寒、火，天之六气为本；人体少阳、太阳、阳明、少阴、太阴、厥阴，三阴三阳六经为标。《素问·六微旨大论》云："所谓本也，本之下，中之见也，见之下，气之标也"，这里比较难理解。《伤寒集注》中说："天之六气为本而在上，人身之三阴三阳为标而上奉之，所谓天有此六气，人亦有此六气也。""标"就是"标识"的意思，"本"就是"六气"，用三阴三阳分别标识六气，从而产生了"标"与"本"的概念。

对于中气的概念，要注意理解、体会。《素问·六微旨大论》云："少阳之上，火气治之，中见厥阴；阳明之上，燥气治之，中见太阴；太阳之上，寒气治之，中见少阴；厥阴之上，风气治之，中见少阳；少阴之上，热气治之，中见太阳；太阴之上，湿气治之，中见阳明。"这里的"中"就是指中气。张景岳《类经图翼·经络》中讲："六经之气，以风寒热湿火燥为本，三阴三阳为标，本标之中见者为中气……脏腑经络之标本，脏腑为本居里，十二经为标居表，表里相络者为中气居中。所谓相络者，乃表里互相维络，如足太阳膀胱经络于肾，足少阴肾经亦络于膀胱也。余仿此。"即上之六气为三阴三阳之本，下之三阴三阳为六气之标，而兼见于标本之间者，因阴阳表里相通，如少阳、厥阴为表里，阳明、太阴为表里，太阳、少阴为表里，故彼此互为中气。

《素问·至真要大论》云："黄帝曰：六气标本，所从不同奈何？"意思是古人在用三阴三阳标识六气的时候，并不是随便安排的，而是含有很深的用意，我们学习时对此不可匆匆略过。如火气属阳，标为少阳；燥气属阳，标为阳明。毫无疑问，阳气对应阳的名字。而寒气属阴，给它标注的却是太阳，这是阳的名字；

热气属阳，给它标注的却是少阴，这是阴的名字。黄帝很聪明，当他发现这个问题后，代我们问岐伯为什么会是如此。"岐伯曰：气有从本者，有从标本者，有不从标本者也。帝曰：愿卒闻之。岐伯曰：少阳太阴从本，少阴太阳从本从标，阳明厥阴，不从标本，从乎中也。故从本者化生于本，从标本者有标本之化，从中者以中气为化也。"

这就涉及中医气化理论中的从化问题。唐代王冰认为："少阳之本火，太阴之本湿，本末同，故从本也。"少阳、太阴的名称和所标识的本气阴阳属性相同，所以两者均从本气的特点。"少阴之本热，其标阴；太阳之本寒，其标阳，本末异，故从本从标。"少阴和太阳，标本之气特征不同，寒标阳，热标阴。那么在气化作用的时候，或从本，或从标。故致病时既可能出现寒证，又可能出现热证。"阳明之中太阴，厥阴之中少阳，本末与中不同，故不从标本，从乎中也。"阳明、厥阴，标本之气阴阳属性不同，气化不从标本，而是表现出中气的特点。这是因为阳明之中，太阴湿土，燥从湿化；厥阴之中，少阳相火，木从火化。即《类经图翼·经络》所谓"五行之气，以木遇火，则从火化，以金遇土，则从湿化，总不离于水流湿，火就燥，同气相求之义耳"。这对于临床具有非常重要的指导意义。《素问·至真要大论》云："是故百病之起，有生于本者，有生于标者，有生于中气者，有取本而得者，有取标而得者，有取中气而得者，有取标本而得者，有逆取而得者，有从取而得者。逆，正顺也。若顺，逆也。"在临床中，掌握了标本中气的关系，可以化繁为简，提纲挈领。大医张子和有《标本中气歌》曰："少阳从本为相火，太阴从本湿土坐；厥阴从中火是家，阳明从中湿是我；太阳少阴标本从，阴阳二气相包裹；风从火断汗之宜，燥与湿兼下之可；万病能将火湿分，彻开轩岐无缝锁。"张老先生正是掌握了六气标本从化理论，在临床上执简驭繁，故说"万病能将火湿分，彻开轩岐无缝锁"。他将理论与实践结合，把六气标本从化理论简化为"火湿"来指导临床，终成一代大家。如《伤寒论》中阳明病虽有"白虎汤证"，但临床更多见的是从乎中气太阴湿土的病证；厥阴病的病机则以中气少阳之证为多。若细心思索，则中医实在易也。

（二）六气从化

黄元御老先生对六气从化理论做了进一步发挥，更简明地阐述了六气与人体十二经络的关系。他在《四圣心源》中说："天人同气也，经有十二，六气统焉。

"足厥阴以风木主令，手厥阴火也，从母化气而为风。

"手少阳以相火主令，足少阳木也，从子化气而为暑。

"手少阴以君火主令，足少阴水也，从妻化气而为热。

"足太阳以寒水主令，手太阳火也，从夫化气而为寒。

"足太阴以湿土主令，手太阴金也，从母化气而为湿。

"手阳明以燥金主令，足阳明土也，从子化气而为燥。"

需要注意的是，这里的"母子"是根据五行相生关系而言的，如木生火，故从母化气；水火是"夫妻"，故有"从妻""从夫"也。

中医经络理论当是中医理论最完美的体现，表明人体是天之六气、地之五行所生。明此理，则能发现中医理论之大美，且天衣无缝。如手太阴肺经，太阴属湿，肺五行属金。太阴肺经系统既可能从金现燥证，又可能从湿而现湿证。那么临床出现肺病，就要判断它是从燥化还是从湿化。因此，若能够结合"标本中气理论"和黄元御的"六气从化"理论来看人体经络脏腑，则可执简驭繁，把握住临床发病的趋向性。又如手少阴心经、足少阴肾经，从标从本，既可现寒象，亦可现热象。《伤寒论》少阴病篇中大篇幅介绍的是寒证，但也有用黄连阿胶鸡子黄汤治疗的热证。足阳明胃经，阳明为燥金，胃五行属土。如体质偏寒者就可转化为湿；反之若体质偏阳亢，则会出现燥热之证。若为燥热，则是白虎汤证、承气汤证，但临床更多见湿土之证。《伤寒论》阳明病篇就体现了燥、湿的关系及变化规律。因此，中医理论本身非常完美。中医五行、六气、三阴三阳、二十四节气、十二经络有着密切的对应关系（表4-1）。学习中医的过程实是思维体系构架的过程。当思维体系构架完成，理论也就完全掌握了，也就可以指导临床了。

表4-1 五行、六气、三阴三阳、二十四节气、十二经络对应表

五行	六气	三阴三阳	二十四节气	十二经络
木	风	厥阴	大寒、立春 雨水、惊蛰	足厥阴肝经 手厥阴心包经
火	火（君火）	少阴	春分、清明 谷雨、立夏	足少阴肾经 手少阴心经
火	暑（相火）	少阳	小满、芒种 夏至、小暑	足少阳胆经 手少阳三焦经
土	湿	太阴	大暑、立秋 处暑、白露	足太阴脾经 手太阴肺经
金	燥	阳明	秋分、寒露 霜降、立冬	足阳明胃经 手阳明大肠经
水	寒	太阳	小雪、大雪 冬至、小寒	足太阳膀胱经 手太阳小肠经

（三）六气"开阖枢"与"脏腑别通"

我们都知道五脏六腑通过经络的联系形成阴阳表里的关系。但明代李梴在《医学入门》中还记载了另外一种脏腑间的关联方式，称为"脏腑别通"。《医学入门》引《五脏穿凿论》曰："心与胆相通（心病怔忡，宜温胆为主；胆病战栗癫狂，宜补心为主），肝与大肠相通（肝病宜疏通大肠；大肠病宜平肝经为主），脾与小肠相通（脾病宜泻小肠火；小肠病宜润脾土为主），肺与膀胱相通（肺病宜清利膀胱水，后用分利清浊；膀胱病宜清肺气为主，兼用吐法），肾与三焦相通（肾病宜调和三焦，三焦病宜补肾为主），肾与命门相通（津液胃虚，宜大补右肾），此合一之妙也。"

对于脏腑别通理论，历代医家有不同的看法。董氏奇穴传人

杨维杰先生认为"脏腑别通"实乃六经气化相通，是由六经"开阖枢"理论推衍而来，并补充了胃与心包相通（表4-2）。

《素问·阴阳离合论》云："是故三阳之离合也，太阳为开，阳明为阖，少阳为枢……三阴之离合也，太阴为开，厥阴为阖，少阴为枢。"按三阴三阳同气相求的原则，以脏腑手足经络相配，如此构成了手太阴肺经与足太阳膀胱经通，足太阴脾经与手太阳小肠经通，余类推。

表4-2 六气"开阖枢"与"脏腑别通"

阳经					
开		阖		枢	
太阳		阳明		少阳	
手太阳小肠经	足太阳膀胱经	手阳明大肠经	足阳明胃经	手少阳三焦经	足少阳胆经
足太阴脾经	手太阴肺经	足厥阴肝经	手厥阴心包经	足少阴肾经	手少阴心经
太阴		厥阴		少阴	
开		阖		枢	
阴经					

吴昆《素问吴注》云："太阳在表，敷畅阳气，谓之开；阳明在里，受纳阳气，谓之阖；少阳在于表里之间，转输阳气，犹枢轴焉，故谓之枢……太阴居中，敷布阴气，谓之开；厥阴谓之尽阴，受纳绝阴之气，谓之阖；少阴为肾，精气充满，则脾职其开，肝职其阖，肾气不充，则开阖失常，是少阴为枢轴也。"

杨维杰先生认为，太阳为"六经之藩篱"，为三阳之表，气化主上行外达，敷布阳气于外，故太阳为阳之开；肺主宣发、敷布精微，脾为胃行其津液，运化转输精微，则津液的布达均为太阴所司，故太阴为阴之开。胃与大肠受盛化物，以通降下达，故阳明为阳之阖；心包为神明之守护，肝主封藏阴血，故厥阴为阴之阖。少阳能使阳气出于表里之间，可调整阳气，枢转表里，故少阳为阳之枢；少阴心、肾为水火之脏，心主血脉，敷布血液外达，肾封藏肾精，主水、主纳气，水火上下交通互济，故少阴为阴之枢。太阳、太阴皆属"开"，太阳偏重于布气，太阴则侧重于运化水液；阳明、厥阴皆属"阖"，阳明主受纳通降，厥阴司阴血潜藏；少阳、少阴皆属"枢"，少阳偏于枢气，少阴偏于枢血。

因为三阴三阳互为表里，故六经开阖枢在功能上有协调呼应的关系，在病理上也必然互为因果。如太阳、太阴的关系不仅体现在气与水液的关系上，肺司卫气主皮毛，太阳主表，在功能上也具有协同性。在病机上还可相互传变，太阳受邪会导致水液输布异常，如风水泛滥型水肿；水液输布异常亦会阻碍太阳经气的运行。如《伤寒论》第28条"服桂枝汤，或下之，仍头项强痛，翕翕发热，无汗，心下满，微痛，小便不利者，桂枝去桂加茯苓白术汤主之"，此是太阴水邪停聚引起太阳表证，从表服桂枝无效，故去桂枝，加茯苓、白术从里论治。少阳枢气，少阴枢血，气血须臾不离，如《伤寒论》第143、144、145条中，热入血室之证，从少阳用小柴胡汤治疗，结合本论似乎就比较容易理解。阳明主通降受纳，厥阴司潜藏阴血，如《金匮要略》温经汤中用半夏治疗瘀血之证。"曾经半产，瘀血在少腹不去，何以知之？其证唇口干燥，故知之。当以温经汤主之。"为什么瘀血在里，通过唇口干燥就能判断？历代医家多从经络学说的角度解释为冲任虚寒，瘀血内阻，血不上荣所致。若从脏腑别通理论来看，阳明与厥阴主阖，若阳明通降不利，则影响厥阴气机，使营血瘀滞，不能上呈，故唇口干燥。半夏辛温和胃，通降阳明，使阳明得降，气机得疏，方中血分诸药方可发挥奇效。

根据脏腑别通理论，相通的脏腑在气化上密切相关，在功能上息息相通，故可以通过某一经上的穴位治疗与之相通经络所属脏腑的疾病。如内关穴治疗胃痛，足三里治疗心悸。传统上一般是从心包经的体内支脉联络三焦与足三里的强壮作用来分别说明其机理。而用脏腑别通理论的"胃与心包通"来解释，似乎更为合理。笔者曾运用脏腑别通理论治疗过一位大肠癌术后造瘘的女性患者。该患者自术后瘘口周围一直肿胀，自觉腹气不通，腹胀，嗳气不停，全身乏力，面色黯淡，心情抑郁。揉按其膈俞穴后，自述胸部比之前舒服些，仍时嗳气。我突然想起"大肠与肝相通"，就让其脱掉鞋袜，用刮痧板重按其太冲穴。患者诉疼痛难耐，我鼓励其坚持一下。过了 5 分钟左右，患者说腹部开始像有东西攒动一样。又继续坚持了约 4 分钟，患者说要排气。我鼓励她不要害羞，有就排。结果一声巨响，把其他人都吓了一跳。患者说这是此生最痛快的一次排气，肚子憋闷感消失，全身一下子轻松了。后来她在诊室又坐了大约 1 小时，未再嗳气。由此可见，根据脏腑别通理论，选择脏腑互通的两经上的穴位配伍，可确立新的"别通配穴法"，扩大治疗范围，提高治疗效果。

通过"脏腑别通"，人体十二经络与脏腑之间又加强了一层联系，充分体现了中医"五脏一体观"的完美性，为解读中医经典、寻找临床疑难杂症治法和解释临床验案提供了新的思路。

第二节　五运六气与《伤寒论》

一、六经与《伤寒论》

东汉张仲景撰《伤寒杂病论》一书。此书融理、法、方、药于一炉，首创六经辨证体系，开辨证论治之先河，形成了中医独特的医学思想体系，对后世医学的发展起到了巨大的作用。张仲景也被医界尊称为"医圣"。现行中医教材采用的是以藏象为主体的框架体系，对六气理论涉及较少，导致很多人在学习"六经辨证"时感到非常吃力。

《伤寒论》是以三阴三阳六经为纲目，讲述了外感风寒之邪影响人体所导致疾病的传变规律。对于"三阴三阳"的实质，张仲景未做注解，这就给后世医家留下了很大的发挥空间。因《黄帝内经》里面热病六经传变的规律与《伤寒论》中的疾病传变规律存在差异，很多后世医家也就认为两者不同。对于六经辨证体系中的"六经"该如何解读，也是至今中医学术界未能达成统一的问题之一。据统计，对于六经的解释，各种假说达到 40 多种，学术内容非常丰富。如北宋朱肱认为，六经就是人体的十二经络；明代方有执提出"六经六部说"；近代伤寒大家胡希恕老先生认为，《伤寒论》的六经和《内经》没有多大的关系，六经的实质就是八纲。这令后世习医者无所适从。

顾植山教授以《内经》三阴三阳六气统伤寒六经，认为《伤寒论》的三阴三阳是源于《内经》，张仲景是吸收了《黄帝内经》的思想，最终成就了三阴三阳六经辨证体系。对于六经，清代张志聪在《伤寒论集注》中讲："此皆论六气之化本于司天在泉五运六气之旨，未尝论及手足之经脉。"此处需要留意。

桂林古本《伤寒杂病论》序言中讲，张仲景撰写《伤寒杂病论》共有 13 稿，王叔和所得的相传为第 6 稿，该本是第 12 稿。此稿里面就详细阐述了主气、客气以及"风寒暑湿燥火"等病脉证并治的内容。虽然有专家质疑该版本的真伪，但我个人认为值得参考和研究。

以下列出笔者研究三阴三阳"开阖枢"与《伤寒论》之间关系的一些成果，供大家参考。

关于三阴三阳"开阖枢"的内容，前文已述。太阳为"开"，阳之始也。阳根于阴。气行血，血载气。因此《伤寒论》中太阳之阳来源于少阴枢转之阳，是出阴入阳的过程。阳气由少阴枢转而来，而一部分又被厥阴所阖而升发。因此《伤寒论》中的麻黄汤正是针对正气较盛的人感受寒邪所设。寒主凝滞，阳不得出，正邪交争，而表现出恶寒、发热、无汗等一系列症状。故用麻黄开表，配桂枝引厥阴之阳出表。而桂枝汤证当是因正气不足，风寒袭表所致。风主开泄，阴不得阖，正邪交争，而表现为恶寒、发热、有汗等一系列症状。芍药、甘草酸甘补阴，桂枝、甘草辛甘化阳，正是"阳生阴长""互根互用"。厥阴病篇有当归四逆汤，将其与桂枝汤相比较，可以看出当归四逆汤即是桂枝汤加当归、细辛、通草。当归四逆汤治疗厥阴不足。因桂枝汤有滋阴作用，故以其滋阴。该证厥阴不足，不能升阖，故用细辛枢转少阴之阳，当归补厥阴不足，通草气味轻清以复厥阴之升阖。根据当归四逆汤与桂枝汤的这种关联性，桂枝汤证当是太阳虚证。仔细研究桂枝汤，会发现它在整个《伤寒论》中占有重要的地位。《伤寒论》中的很多方剂都是桂枝汤的变方，比如小建中汤、炙甘草汤、桂枝加芍药汤、黄芪桂枝汤等。根据小建中汤和桂枝汤的配伍区别，就能看出其所针对的临床病证的区别。在学习《伤寒论》的时候要特别留意这些不同之处。此外，学习《伤寒论》一定要从不同的角度来解读。我个人比较赞成国医大师李士懋的观点，但从不同的角度来解读，可以将不同医家的研究成果融合，为我所用，集百家之长，成一家之言。

少阳为"枢"。火曰炎上，阳极则阴，枢转下行。少阳病的纲领条文提到"口苦，咽干，目眩"，这是火邪不降，冲于上部孔窍所致。少阳病的主方小柴胡汤本身是一个治疗寒热错杂的方剂。方中柴胡、黄芩清郁积之热；甘草、人参培补中气，脾升则胃降；半夏潜降胃气，为阳明主药。所以小柴胡汤证是少阳枢转不利，阳不入阴所致。从"开阖枢"的角度看，小柴胡汤中，半夏助阳明之阖，人参助太阴之开，柴胡引厥阴出阳，黄芩清其郁热，诸药合用，使枢机通利，诸症则消。若少阳枢转不利兼太阴不开，柴胡桂枝干姜汤主之。柴胡桂枝干姜汤证除了寒热往来，还有咽干口渴的表现，当是火热不降，上犯于肺所致。方中用到了天花粉、牡蛎，这两味本身就是一个小方子，即《金匮要略》中的瓜蒌牡蛎散，主治"百合病，渴不瘥者"。百合病的病因正是肺阴不足，热盛于肺。所以，我们在学习经方的时候要注意方剂之间的这些联系。若少阳病兼太阳中风，可用小柴胡汤加上桂枝汤；若兼阳明不合，则用大柴胡汤。

阳明主"阖"。"两阳合明"谓之阳明，即太阳、少阳于此入阴之意。"阖"者入阴，封藏于阴。正所谓"阳杀阴藏"。阳明燥金，以降为顺。金曰从革，若不从降而革居于上，化为燥热之邪蒸腾于内，则现壮热面赤、烦渴引饮、口舌干燥、大汗出、脉洪大有力等燥热之象，白虎汤主之。"白虎"为二十八星宿西方金神，对应秋季凉爽干燥之气。以白虎命名，是比喻本方的解热之功。若燥热伤阴入腑，承气汤主之。"承气"者，承阳明之气。阳气得降，阴液得存。故古人歌诀称大承气汤为"急下存阴第一方"。出现大承气汤证，若不急泄邪热，阴精则易耗尽。

太阴为"开"，阴之初也。太阴得少阳枢转之阳，方能运化。阴得阳助，方能肃降。太阴不足，脾阳虚衰，寒湿内生，中焦不利，则腹满；阳虚寒凝，腹中挛急，则时腹自痛；寒湿内盛，水液不化，则口淡不渴；水湿趋于下，则自利；脾病及胃，脾虚失运，胃失和降，则食纳减少，或见呕吐；中阳内虚，不能温煦四末，则四肢欠温，故理中汤、桂枝汤主之。理中汤中人参、甘草补中气，白术运脾，干姜温脾。桂枝汤于表调和营卫，于里温补中焦。若兼有阴虚，可用桂枝加芍药汤、小建中汤；若气虚而寒象不显，则用四君子汤；若中焦湿胜，可用平胃散、五苓散。

少阴主"枢"。水曰润下，阴极则阳，枢转上行，化阴为阳。如少阴阳微，枢转不利，不能鼓动血行，则脉微而细；心肾虚衰，神气失养，则"但欲寐"；阳微则厥冷，下利清谷，小便清长，四逆汤主之。方中附子大辛大热，破散阴寒，回阳救逆；干姜温中散寒，助阳通脉；炙甘草益气补中，调和药性，兼缓和干姜、附子峻烈之性，众药和合，散寒温阳。《内经》云："阳化气，阴成形。"若兼有肾阴不足，无以化阳，则须"阴中求阳"，肾气丸主之。若肾阴不足，水不济火，心火独亢，内扰心神，则心烦不寐，口燥咽干，脉细而数，黄连阿胶鸡子黄汤主之。方中黄连、黄芩清泻心火；阿胶佐芍药补益肾水；鸡子黄滋肾阴，养心血而安神，数药合用，心肾交通，水火既济，则诸症悉平。

厥阴主"阖"，阴之阖也。《素问·至真要大论》云："厥阴何也？岐伯曰：两阴交尽也。"两阴即是太阴、少阴。若厥阴不阖，则以当归四逆汤阖之。肝主升发，体阴而用阳。当归四逆汤实是桂枝汤加当归、细辛、通草演化而来，皆是重在助厥阴之阖，发挥厥阴升阳之用。若厥阴不足，阴阳不相顺接，阴不敛阳，则上热下寒，乌梅丸主之。方中乌梅、当归养肝之体，黄连、黄柏清火（厥阴和少阳是相对的，肝不升则胆不降）；附子、川椒助精化阳，阴阳得以顺接。

从三阴三阳"开阖枢"的角度来分析仲景先师的组方思路，似乎能够较好地解释《伤寒论》经方简练、精准的用药特色，值得深入、系统地研究。

二、伤寒"或然症"与三阴三阳之枢机

先师仲景的《伤寒论》条文共398条，载方112首。条文明列主病证、治法、处方、药物剂量、煎服法及服药禁忌等，为后世医家开创了典范。但在众多条文中，第40（小青龙汤证）、96（小柴胡汤证）、316（真武汤证）、317（通脉四逆汤证）、318（四逆散证）和386条（理中汤证），行文特殊，提出诸多的"或然症"，后列药物加减。这一现象与仲景文法严谨的风格明显不同，值得深入研究。"或然"，顾名思义，就是也许如此、不确定之意。后世医家对"或然症"多是从用药规律的角度进行方证研究，鲜有人提出仲景为何只有在这些条文中以"或然症"的方式行文。这些条文之间是否有内在的关联性？这些独特的行文方式是否是张仲景留给我们的提示？

三阴三阳中少阳、少阴为六经气化之枢，其机以畅利为要。若枢机失职，阴阳之运转、温养、激发等功能紊乱，必然百病丛生。而临床症目繁多，非数篇文字所能陈述。《伤寒论》的"或然症"，也许是仲景举例示人之眼目。

（一）少阳枢机

《伤寒论》第96条："伤寒五六日，中风，往来寒热，胸胁苦满，嘿嘿不欲饮食，心烦喜呕，或胸中烦而不呕，或渴，或腹中痛，或胁下痞硬，或心下悸，小便不利，或不渴，身有微热，或咳者，小柴胡汤主之。"

小柴胡汤证是因少阳"枢机不利"而出现众多症状表现。少阳为阳之枢，枢机运转，水火气机得以升降自如。反之，在病理情况下，势必影响其经络所过之处。肝胆气机不达，气血郁滞，故出现上焦"或胁下痞硬""或心下悸"之症；三焦决渎失调，水液输布、代谢障碍，故"或渴""小便不利""或不渴，身有微热"；胆气不降，上扰心神，故"或胸中烦"；相火上犯于肺，故"或咳"；胆汁不能助脾胃运化，则饮食功能减弱，故"或腹中痛"。

《伤寒论》第318条："少阴病，四逆，其人或咳，或悸，或小便不利，或腹中痛，或泄利下重者，四逆散主之。"

对于此条文，后世争论较大。柯韵伯《伤寒来苏集》认为："四逆皆少阴枢机无主，升降不利所致。"而陆渊雷《伤寒论今释》云："其病盖少阳之类证，决非少阴。"《伤寒杂病论义疏》则明确将其纳入少阳病范畴，认为："少阳病，气上逆，今胁下痛，甚则呕逆，此肝胆不降也。"笔者更倾向于后者。因为从四逆散的组成"柴胡、白芍、枳实、甘草"来看，本方实有疏肝理脾、和营消满的功效。由此可推测，本证为少阳相火郁闭于内，枢机不利，自身疏泄条达之性衰减，难以游运阳气于周身，故郁气于内，"气有余便是火"，内有余火而外不能输布阳气，故见阴阳之气不相顺接的"四逆"之象。《伤寒论》第148条"伤寒五六日，头汗出，微恶寒，手足冷，心下满，口不欲食，大便硬，脉细者，此为阳微结"，也说明少阳枢机不利，微结于里，可现"手足冷"的四逆证。火曰炎上，相火上犯上焦，故"其人或咳，或悸"；三焦不利，水布障碍，故"或小便不利"；阳郁不得温养中焦，故"或腹中痛，或泄利下重"。

纵观《伤寒论》中所列举的柴胡证，总数不下 40 个，且涉及脏腑众多，堪称六经之首。这恰恰说明，少阳枢机涉及范围广泛，症目繁多，难以尽述，故仲景只能以"或然"省文而已。由此再来看《伤寒论》第 101 条"伤寒中风，有柴胡证，但见一证便是，不必悉具"，实是仲景在点明少阳病的病机和本质，亦在提示后学留心于此。

（二）少阴枢机

《伤寒论》第 316 条："少阴病，二三日不已，至四五日，腹痛，小便不利，四肢沉重疼痛，自下利者，此为有水气，其人或咳，或小便利，或下利，或呕者，真武汤主之。"

此条仲景明确指出因"有水气"所致。从少阴枢机来看，枢机不利，则心肾水火不交，阴阳寒热失衡，水湿停留而弥漫表里三焦。水邪犯于上焦，则"其人或咳"；水阻中焦，升降失调，故"或呕"；水不得气化而趋下，故"或小便利"；水走大肠，则"或下利"。真武汤中附子辛甘性热，用之温肾助阳，化气行水，兼暖脾土，以温运水湿；茯苓利水渗湿，使水邪从小便去；白术健脾燥湿；生姜辛温，助附子温阳散寒；白芍柔肝缓急，敛阴舒筋，又可防附子燥热伤阴。

第 317 条："少阴病，下利清谷，里寒外热，手足厥逆，脉微欲绝，身反不恶寒，其人面色赤，或腹痛，或干呕，或咽痛，或利止脉不出者，通脉四逆汤主之。"

少阴枢转阴阳，使心肾水火升降有序，上下交融，不致过寒或过热。此条仲景概括了少阴枢机不利，"里寒外热，手足厥逆"的阴阳离绝险证。阳气上脱，则"或干呕，或咽痛"；阳气不能温煦中焦，故"或腹痛"；下焦失温，无阳以气化，故"或利止脉不出"。通脉四逆汤是在四逆汤的基础上重用姜、附，冀能回阳复脉。若吐、下皆止，汗出而厥，四肢拘急不解，脉微欲绝，则是真阴、真阳大虚欲脱之危象，加苦寒之胆汁，是反佐之用。

从以上两条我们可以看出，少阴枢机不利引起阴阳敷布失常，水液不得气化，从而导致全身多脏腑功能失调，所产生的症状亦是繁多。故仲景亦以"或然证"为示例，以期后学举一反三而领悟之。

总而言之，当六经出现枢机不利时，从疾病部位来讲，涉及多个脏腑；从疾病症状来看，亦是种类繁多。"机"字从木，本义是弓弩上的发射机关，可引申为关键点、预兆等。人体阴阳气化失司，整体运行就会出现紊乱。少阳主三焦。三焦从部位来讲，分上、中、下三焦，涵盖众多脏腑；从功能来看，有通调水道、运行元气之功。若少阳枢机不利，则以三焦阳气"微结"与上、中焦表现为主，偏于实证；少阴枢机不利，则是肾阳不足，温煦失职，三焦无阳，水不运化，以三焦"阳虚"与中、下焦症状为主，偏于虚证。因此，在临床中若遇涉及病位众多、症状复杂之证，当立足三焦整体来考虑，可能是阴阳枢机不利所导致。

比如清代王清任的血府逐瘀汤，主治条目繁多，从督闷、急躁到不眠、夜不安等。然王氏未解释其组方思路，对该方主治病机的论述也甚少，仅有"治胸中血府血瘀之症"诸语。后世医家惯将此方以活血化瘀论功，视为"血瘀证"专方。然该方之临床适应证甚广，这就与仅以血瘀病机阐述方论之间产生矛盾。若运用"开阖枢"理论分析血府逐瘀汤的组方思路，则可使有关该方方论的诸多疑惑得到较为合理的解释。血府逐瘀汤实由四逆散、桃红四物汤加桔梗、牛膝组成。其中四物汤补血活血，主治少阴；四逆散疏肝理气，主治少阳；桔梗、牛膝，一升一降，升降相因，重在调畅气机。纵观全方，气血阴阳同调，治气、养血之功多于活血化瘀，确为助少阳、少阴转枢之妙方。《伤寒论》中"妇人热入血室"，小柴胡汤主之。血室应属下焦，血瘀而不理血，重在疏肝理气，枢机输转，诸症则消。《伤寒论》中也有"上焦得通，津液得下"的论述。"枢"具有枢纽、关键之意。《内经》云："凡十一脏取决于胆也。"又云："心者，君主之官也。"这说明《内经》对于少阳与少阴功能的地位，有着更高的定论，也正符合"枢机"的内涵。

（三）太阴中焦枢机

《伤寒论》第 386 条："霍乱，头痛，发热，身疼痛，热多欲饮水者，五苓散主之；寒多不用水者，理中丸主之。"

此条虽未有明确的"或然症"描述，但在理中丸方后有"若脐上筑者，肾气动也，去术，加桂四两。吐多者，去术，加生姜三两。下多者，还用术。悸者，加茯苓二两。渴欲得

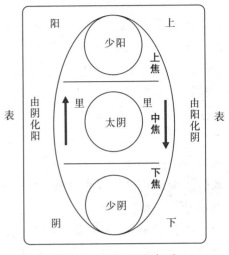

图 4-1　三阴三阳枢机图

水者，加术，足前成四两半。腹中痛者，加人参，足前成四两半。寒者，加干姜，足前成四两半。腹满者，去术，加附子一枚"。故笔者认为，其亦属于"或然症"的范畴。太阴为"由阳入阴"之始。太阴不开，阳不得布，运化失常，阳气亏耗，则"肾气动也"；中焦阳虚，升降失职，故"吐多""下多""腹中痛""腹满"；水不得阳化，上犯于心，则"悸"；水不得布散，则"渴欲得水"。因此，整个方剂的加减皆立足于太阴枢机不利而导致的阳虚水停，正合条文"寒多不用水"之意。脾胃居中焦，运化水谷，是人体上、下二焦气机升降之枢纽（图 4-1）。枢机不利，三焦不畅，则百症丛生。

（四）太阳、太阴表里枢机

《伤寒论》第 40 条："伤寒表不解，心下有水气，干呕发热而

咳，或渴，或利，或噫，或小便不利，少腹满，或喘者，小青龙汤主之。"

一般认为，小青龙汤证的病机是"伤寒表不解，心下有水气"，外寒内饮，由表、里两证构成。在外，具有典型的外感风寒表实证的特点；在内，是素有寒饮，阻滞气机。若从三阴三阳"开阖枢"的角度来分析，应属于太阳、太阴"开"机不利。太阳主阳之"开"，风寒外袭，"开"机受阻，阳不得出表卫外；太阴主阴之"开"，"心下有水气"，枢机受阻，故"或然症"丛生。水不得布则"或渴"；水趋下焦，不得气化，则"或利""或小便不利，少腹满"；水饮冲于上焦，则"或噫""或喘"。因此小青龙汤证的"或然症"，主要为"心下有水气"导致的太阴枢机不利所致。但是从临床角度来看，人体阴阳一体，阴阳"开机"受阻，需要整体调理"开阖枢"，既要解表，又须解里，枢机通利，病症始解。如此分析小青龙汤证，别有意味。

对于《伤寒论》的研究，其方证思维备受现代人的青睐，而对仲景六经辨证体系形成的理论依据，却少有人深入探究。曾有学者提出，《伤寒论》的体系源自《汤液经法》，属于《汉书·艺文志》里所说的"经方家"，与《黄帝内经》不是同一个理论体系。而笔者认为，张仲景作为一代大家，不可能不学习中医的根本经典《黄帝内经》。其应是继承了古代医家的思想精华，在《内经》三阴三阳"开阖枢"气化理论的基础上，创造性地凝练出了六经辨证体系，成就了其"医圣"的地位。因此，《伤寒论》"或然症"的独特行文方式，似乎是张仲景有意为之，且旨意明确。故运用"开阖枢"理论来思维《伤寒论》六经辨证体系，确有独到之处，可作为我们学习《伤寒论》的又一法门。

三、《伤寒例》浅释

《伤寒例》以斗历为基础，开篇即列"四时八节二十四气七十二候决病法"。在《伤寒例》中，张仲景说明了伤寒、温病、暑病等疾病的界定与发病时间关系，相当于对全书的一个宏观说明，有利于我们整体把握《伤寒论》的内容。为方便大家理解，以下对《伤寒例》一文进行分类浅释。

（一）四时八节二十四气七十二候决病法

《伤寒例》中根据北斗星的指向，配上天干地支与卦象，判断二十四节气。这是古人观测节气所形成的一套历法，并且形成了口诀。

> 立春正月节斗指艮，雨水正月中指寅。
>
> 惊蛰二月节指甲，春分二月中指卯。
>
> 清明三月节指乙，谷雨三月中指辰。
>
> 立夏四月节指巽，小满四月中指巳。
>
> 芒种五月节指丙，夏至五月中指午。
>
> 小暑六月节指丁，大暑六月中指未。
>
> 立秋七月节指坤，处暑七月中指申。
>
> 白露八月节指庚，秋分八月中指酉。
>
> 寒露九月节指辛，霜降九月中指戌。
>
> 立冬十月节指乾，小雪十月中指亥。
>
> 大雪十一月节指壬，冬至十一月中指子。
>
> 小寒十二月节指癸，大寒十二月中指丑。

"斗"就是指北斗星。北斗星的斗柄旋转一圈是一年的时间。古人画一个圆盘代表天穹，用天干、地支、八卦配合组成二十四个刻度，标注二十四节气，是斗历的细化。而天干十个，地支十二个，八卦八个，共三十个，如何成为二十四的？这是因为天干里面有两个"中央"，戊、己属土，土位于中央，故不用；加上十二地支，再配上坤、乾、艮、巽四卦，合起来正是二十四个。

斗指艮时是立春，经过十五天，斗柄转到下一个格指寅时为雨水，后面依次类推。古人就是用这个方法记录气候变化的。"五日为一候，气亦同，合有七十二候"，根据"天人相应"的观点，自然万物，包括人，也随着气候变化的这一规律而变化，这也反映了古人的"取象"思维。明白了这些，高明的医生就能够随时而变，"决病生死，此须洞解也"。

以前，百姓没有钟表、手机等设备，要想知道准确的时间并不容易。古代专门用来精确计时的工具叫"水漏"。《新唐书·志第十七上·历三上》记载："观晷景之进退，知轨道之升降。轨与晷名舛而义合，其差则水漏之所从也。总名曰轨漏。"民间掌握不了那么精细的计时方法，用得最多的就是"十二时辰"和"二十四节气"等。记得我在五台山的寺庙里就看到过用石头刻成的日晷表，一个石质圆盘，中间竖着一根针，根据针的投影指示，就能知道白天大概的时辰。

我们学习中医必须要对二十四节气非常熟悉。气候，候的是气。自然之气无形、无象，难以把握。但古人通过观察气的作用所显现出来的象或征兆来掌握它的规律。七十二候是指物候现象。如寒露节气，则"鸿雁来宾，菊有黄华"。秋天黄菊花开，大雁南飞，此是"天人相应"的体现。古人观察到，植物何时发芽、开花，都有相对稳定的规律。因此，每个节气里面都总结了相应的物候描述。观象以知气的思维，贯穿了我们文化的方方面面。如中医讲证候，当身体出现问题时，会显现出症状，通过症状判断内在气血的问题，即是证候的含义。"气候""物候""证候"，候天地之气，候人体之病。证候体现了古代"天人相应"的思维。中医藏象学说是通过表现于外的征象以把握内在脏腑的生理、病理规律。如患者肚子疼，我们不用刀剖开也可寻找问题。古人没有现代化的设备，就是利用取类比象的思维，以象测脏。如通过舌象、脉象可以判断内脏气血的状态，这集中反映了中医的特色思维，最具原创性。因此，摸脉是摸的"象"，心中成象，这在临床时尤为重要。古籍里记载的脉都是描述其形象，以让后人去把握。如浮脉，如触"水中浮木"；伤寒脉法里"脉蔼蔼如车盖""脉累累如循长竿""脉瞥瞥如羹上肥"等。"脉瞥瞥如羹上肥"，如挖一勺豆腐脑，它在勺子上面颤颤巍巍的状态就是"瞥瞥如羹上肥"，十分形象。因此，学习中医要具备形象思维。阴阳讲的是"象"，五行讲的是"象"，这是中医入门的一个关键点。

（二）按斗历占之

《伤寒例》中说："夫欲候知四时正气为病，及时行疫气之法，皆当按斗历占之。"意思是判断四时正气为病以及时行疫气致病，必须要参考节气。"占"，就是预测、参考之意。这就要求我们学习中医要养成关注气候的习惯。

"十五日得一气，于四时之中，一时有六气，四六名为二十四气。是故冬至之后，一阳爻升，一阴爻降也；夏至之后，一阳气下，一阴气上也。斯则冬夏二至，阴阳合也；春秋二分，阴阳离也。阴阳交易，人变病焉。"这里就涉及一个常识。古人为说明一年的阴阳气候变化，借用《易经》里的十二辟卦标识十二个月，形象易懂。

十二辟卦（图4-2），又称十二消息卦，是用卦象来表示十二个月的阴阳运行规律。冬至"一阳爻升"，对应"地雷复卦"，阳气来复，初爻是阳爻，此是"冬至一阳生""子时一阳生"之源。下一个月变成"地泽临卦"，阳气增长，于是多了两个阳爻。再过一个月，变成了"地天泰卦"。之后阳气继续增长，一直到乾卦。阳极则阴，"夏至一阴生"，变成"天风姤卦"。此后阴渐增加，终成坤卦。坤卦代表的是阴之极。这就是用十二辟卦描述自然一气的变化规律。"斯则冬夏二至，阴阳合也，春秋二分，阴阳离也。"二至、二分是自然之阴阳二气"离合运动"的体现。"阴阳交易，人变病也。"阴阳出现了交错，该冷的时候反而热，或该热

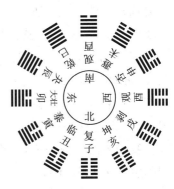

图4-2　十二辟卦

的时候反而冷，"天人相应"，人体气机就会出现紊乱而生病。所谓"四时正气"，是指"春气温和，夏气暑热，秋气清凉，冬气冷冽"。

古人认为，万事万物都是阴阳二气变化的结果。根据事物所现的"象"，判断其发展趋势，进而得出可以把握的规律，古人称之为"定数"。但"定数"之外，亦有"变数"，这就要看我们如何发挥主观能动性了，此乃传统文化之精华所在。若看不到这一点，则很难从中受益。学习传统文化，如果只是背上几百首唐诗，这种学习就仅仅是浮于表象。学习传统文化要能够改变生活，这才是其最根本的意义。所谓"文化"，就是要通过学习变化人的气质。反观今天的教育，几乎完全变成知识、技术的传授了，与文化的本义背离得愈加严重，忽略了其最初、最根本的目的。

讲到十二辟卦，想跟大家再详细说一说"泰卦"和"否卦"。我们希望人人"康泰"，国家能"国泰民安"。春节时很多地方贴"三阳开泰"的对联，有些老百姓画上三只羊，但是很多人不知道其真正的意思，只知道代表吉祥，结果"三阳开泰"就变成三只羊了。可见我们的传统文化底蕴有待提高。其实"三阳开泰"有着很深的文化内涵，它和"康泰""国泰民安"中的"泰"代表的都是泰卦。

泰卦，上面三个阴爻是坤卦，下面三个阳爻是乾卦。根据阴阳的特点，阴者潜下，阳者上升，阴阳交感和合。这也包含了万物安泰的大智慧。生活中，要处理好人与人的关系，最重要的就是要懂得有效交流。如恋爱中的情侣，一定是天天黏在一起，"一日不见，如隔三秋"，感情甜蜜。等结了婚，若没有智慧，不懂得交流，不懂得经营婚姻，就会出现问题。刚开始闹矛盾，"背靠背"；再就是"冷战"；最后"你走你的阳关道，我过我的独木桥"。当"阴者潜下，阳者潜上"，坤卦和乾卦的位置颠倒，就变成"否卦"。古人用泰卦、否卦的符号表示事物的发展状态，是多么形象。我们生活中曾经最好的朋友，若离开几年后再见面，也会变得陌生，这就是时间、空间不能有效交流的结果。

就人体而言，健康状态就是"泰卦"。若阴阳不交，气闭而昏厥，绝大部分人都知道掐人中穴急救，但是却"知其然而不知其所以然"。其实"人中"的含义正是来源于泰卦，人体处于"泰卦"的状态就安康。人中穴以上的官窍，眼睛、鼻孔、耳朵均是两个，是空的，属阴；下面的官窍，嘴巴、前后阴，都是一个，平时是闭合的，属阳。"上阴下阳"，身体健康、安泰。等人体逐渐衰老，耳朵听不见了，鼻子嗅觉不灵敏了，眼睛也看不清了，空窍变实了；人中穴以下的嘴巴也关不住了，流哈喇子，大小便也出现失禁，说明身体阴阳失调，严重的甚至"阴阳离决，精神乃绝"。因此，我们的身体在一生中就是一个从"泰卦"变到"否卦"的过程。若能彻悟这两个卦象，不仅能懂得如何养生，还会懂得如何生活。

从人的一生来看，小孩是处于"泰卦"的状态。没满月的小孩子躺在那里，腿就不停地蹬，而上身不动，脑袋也不思考问题。此时"阳在下，阴在上"，为泰卦，所以健康。《道德经》里说："专气致柔，能如婴儿乎？"说明道家将"婴儿"状态作为最高的养生追求。小孩为什么幸福？他们没有分别心。你给他糖块，他会笑；给他大便，他也会冲你笑。有研究显示，小孩每天平均会笑300次以上。随着我们年龄的增大，懂事了，也就有了分别心，笑得越来越少，苦恼也越来越多。等年龄继续增大，人老了，腿脚不好使了，甚至拄上拐杖或坐上轮椅了，为阴。老年人可能当下的很多事情记不住，小时候的事情却都想起来了。所以理论上讲，我们记住的东西都储藏在大脑里面，不会忘记，但可惜一般人不能很顺利地将其取出，聪明的人也只是能取得稍快一些而已。年轻时我曾怀疑某些传记的真实性，因为从经验上来看，年轻时就感觉过了半年的事就忘得差不多了，那么几十年前的事，怎么可能记得清楚？随着阅历的增加，尤其是学了中医后，我才相信此事。人老了变成"否卦"了，生命也就差不多要结束了。对于老年人的身体、心理与生活需求如果不懂，就无法理解老年人的生活，可能会因此造成很多家庭矛盾。记得我奶奶健在的时候，嫌我妈做的米饭太硬，那时我妈还说，"人老了，事真多"。结果现在她的年纪大了，也开始嫌弃我们做饭硬。我们学了中医后，看到了生命老少两端的状态，要懂得好好把握每一天，要活得幸福一点，珍惜当下，珍惜眼前人。

（三）四时正气之病

"九月霜降节后"天气逐渐变寒，"向冬大寒，至正月雨水节后"寒气始解。"雨水者，以冰雪解而为雨水故也"，这是雨水节气的来源。"至惊蛰二月节后，气渐和暖，向夏大热，至秋便凉。"这说明了一年正常的气候状态。从霜降以后，天气变冷了，要注意保暖，避免"触冒霜露"，直到农历二月惊蛰以后天气才回暖。平时穿着衣物要密切关注节气。"此君子春夏养阳，秋冬养阴，顺天地之刚柔也。"懂得了自然变化规律，春夏的时候就要注意养阳，秋冬的时候需要注意养阴。"小人触冒，必婴暴疹。须知毒烈之气，留在何经，而发何病，详而取之。"不懂得顺应春夏秋冬的变化，就容易出现问题。

"其伤于四时之气，皆能为病，以伤寒为毒者，以其最成杀厉之气也。中而即病者，名曰伤寒。不即病者，寒毒藏于肌肤，至春变为温病，至夏变为暑病。暑病者，热极重于温也。"这说明了伤寒、温病和暑病之间的关系。"是以辛苦之人，春夏多温热病者，皆由冬时触寒所致，非时行之气也。"这是说明"辛苦之人"多是触冒伤寒，当时虽未发病，但寒毒已藏于肌肤，到春天变为温热病。这里还专门强调，操劳之人"春夏多温热病"，都是因为"冬时触寒"所导致的，不是时行疫病，而是伤寒病。

"从霜降以后，至春分以前，凡有触冒霜露，体中寒即病者，谓之伤寒也。九月十月，寒气尚微，为病则轻。十一月十二月，寒冽已严，为病则重。正月二月，寒渐将解，为病亦轻，此以冬时不调，适有伤寒之人，即为病也。"这是从时间上说明伤寒发病轻重的情况。不同时间，因寒气程度不同，病情也不同。"从立春节后，其中无暴大寒，又不冰雪，而有人壮热为病者，此属春时阳气发于冬时伏寒，变为温病。"

"但天地动静，阴阳鼓击者，各正一气耳。是以彼春之暖，为夏之暑，彼秋之忿，为冬之怒。"四季之间是相互关联的。"然气候亦有应至仍不至，或有未应至而至者，或有至而太过者，皆成病气也。"四季气候也有波动，应热而未热，应寒而未寒，或者寒热太过了，均可能导致疾病的发生。"春伤于风，夏必飧泄；夏伤于暑，秋必病疟；秋伤于湿，冬必咳嗽；冬伤于寒，春必病温。"由此可见，六淫致病还具有一定的潜伏性。比如春季风邪致病，未必在当下就表现出病来，可以直到夏季湿胜脾虚时才表现出来。

（四）时行疫病

《伤寒例》中也阐述了时行疫气之病。"凡时行者，春时应暖而反大寒，夏时应热而反大凉，秋时应凉而反大热，冬时应寒而反大温，此非其时而有其气。是以一岁之中，长幼之病多相似者，此则时行之气也。"

季节气候失调了，如"冬时应寒而反大温"，就会发生疫病。疫病的特点为"一岁之中，长幼之病多相似"。"其冬有非节之暖者，名曰冬温。"冬天太暖了，就会发生"冬温"的疫病。张仲景还强调，"冬温之毒，与伤寒大异"，且"冬温复有先后，更相重沓，亦有轻重，为治不同"。治疗时，要注意鉴别其与伤寒的区别。《伤寒论》经过历代流传，有些条文的次序被打乱，有些内容前后脱节，或整篇缺失。如麻黄升麻汤，有专家认为其就是针对冬温热郁而设置的。当体内阳气升发而受寒邪，寒主收引、凝滞，阳郁在体内，散不出来就变成病邪，表现为咽喉肿痛等，因此要用发散的方法，把体内的郁热散出来才行。

"从春分以后，至秋分节前，天有暴寒者，皆为时行寒疫也。"这是讲的寒疫。"三月四月，或有暴寒，其时阳气尚弱，为寒所折，病热犹轻。"三月、四月若出现暴寒，此时阳气刚刚升发，虽被寒邪所抑制了，病也比较轻。"五月六月，阳气已盛，为寒所折，病热则重。"到了五、六月，人体阳气完全升发出来，却被封郁在里面透不出，症状就较重。到七、八月时，"阳气已衰，为寒所折，病热亦微，其病与温及暑病相似"，可是病因不同，治法也不同，故"但治有殊耳"。

由此可见，根据四时之气与时行疫病产生原因的不同，在治则、治法上也是不同的。《伤寒论》系统阐述了治疗伤寒的方法，而针对"时行疫气"的内容却较少，这也给后世温病学派留下了发展的空间。我们在学习时，熟读宋版《伤寒论》后，可以参考桂林古本《伤寒杂病论》的内容，虽然有专家认为此书当是后世伤寒大家补充、汇集而成，但其中的很多治法是值得参考的。

（五）以施方治

《伤寒例》中还讲到了疗护的注意事项。"伤寒之病，逐日浅深，以施方治。"伤寒之病是动态传变的，因此临证时要有"变"的思想，故"皆宜临时消息制方"。可惜"今世人伤寒，或始不早治，或治不对病，或日数久淹，困乃告医，医人又不依次第而治之，则不中病"。很多人罹患伤寒后，不能及时治疗，等到严重了才去找医生看病，而医生又不按规律治疗，所以很难痊愈。伤寒之病"多从风寒得之"。病在表时，可通过发散疏解之，若等风寒入里，"则不消矣"。病在表时正确治疗，发表得当，则"未有温覆而当不消散者"。如果邪气入里了，同时还有表证，应该先解表再攻之。因为过早使用下法，很容易造成阳陷入里，轻则出现栀子汤类证，重则为陷胸汤证，或者泻心汤证。"若表已解，而内不消"，即表解而入里，转为里证。这时若是"大满大实，坚有燥屎"，则可用承气汤泻之，虚证用桂枝人参汤；若"非大满"，而是寒热错杂，应是泻心汤证，或往来寒热，则是小柴胡汤证。"若不宜下，而便攻之，内虚热入，协热遂利，烦躁诸变，不可胜数。"此处强调，若下法不当，会造成内虚、伤阴等变证，导致"轻者困笃，重者必死矣"。

通过《伤寒例》，可以看到伤寒治则的宏观分类，可以说是《伤寒论》治表里的大法则。所以一定要熟悉《伤寒论》的条文，通过症状叫以很自然地想起相应的条文，便可指导临床了。

"凡人有疾，不时即治，隐忍冀差，以成痼疾。小儿女子，益以滋甚。时气不和，便当早言，寻其邪由，及在腠理，以时治之，罕有不愈者。"应嘱咐患者有病要及早治疗，不要拖延。当病邪在腠理肌表时，若及时治疗，很容易治愈。如果"患人忍之，数日乃说，邪气入脏，则难可制"。

"凡作汤药，不可避晨夜，觉病须臾，即宜便治，不等早晚，则易愈矣。"这是告诉我们服药要灵活、及时，不要局限于时间。"如或差迟，病即传变，虽欲除治，必难为力。"六经传变迅速，若病邪由表入里，则难治疗。

近年来，有人提出《伤寒论》不是来源于《黄帝内经》，甚至说跟阴阳五行没有关系。但我们仅仅从《伤寒例》就可以看到，张仲景是从时间角度来考虑伤寒、温病、暑病、冬温、寒疫等疾病的发病规律，并运用阴阳消长的原理说明气候变化与疾病的关系。因此，若是否定《伤寒论》与《黄帝内经》的关系，似乎并不合适。如果不认同阴阳五行学说，不了解中国人对"天、地、人"的哲学认知思维，怎么可能真正认识中医药学，又怎么可能用中医的办法给人看病？

四、五运六气与《伤寒论》脉证思维

中医学习最重要的是思维方式的培养。《黄帝内经》中处处显示着中医的原创性思维。其中最典型的就是"象形思维"。《灵枢·邪客》云："黄帝问于伯高曰：愿闻人之肢节，以应天地奈何？伯高答曰：天圆地方，人头圆足方以应之。天有日月，人有两目；地有九州，人有九窍；天有风雨，人有喜怒；天有雷电，人有音声；天有四时，人有四肢；天有五音，人有五脏；天有六律，人有六腑；天有冬夏，人有寒热；天有十日，人有手十指……岁有十二月，人有十二节；地有四时不生草，人有无子。此人与天地相应者也。"由此可以看到，《内经》中处处显示着中医"天人相应"的思维方法。

四季是自然界所展现的最大的现象，故被称为"四象"。春天有春天的象，如草木发芽，燕子回归。秋天有秋天的象，如树叶飘落，大雁南飞。通过观察天象、物候，可体会自然变化之理。自然之气虽然是无形的，但可以通过其作用的痕迹来把握其规律。古代先哲就是利用这种思维方法来分析、把握事物变化的规律，最终形成了独具特色的中医学理论。中医藏象学说就是基于自然五行的变化取类比象而构架的。在临床中同样处处显示着这一思维方法，如脉象、舌象、证候，分别反映了通过脉的形象、舌的形象、症状和体征来把握疾病规律的本质。五行也体现了中医的象形思维。追溯其根源，此思维应是源自《易经》。《周易·系辞上》云："太极生两仪，两仪生四象。"中医学吸收了其中的思想，加上"土"，就变成了五行。

事物出现变化的现象在很多时候是内因作用的结果，所以表现于外的现象往往具有一定的滞后性。因此，古人不仅观察事物变化的"象态"，还努力探索其变化的内在动力之源。如在五行"象思维"的基础上，古人通过"灰飞候气"等方法进一步把握自然阴阳之气的变化规律，从而确定"六气"的历法。六气反映了一年之气的动态变化，具有运动性、变化性和先导性。

《四圣心源》云："人为天地之中气，秉天气而生六腑，秉地气而生五脏。"六腑主动，其生理特点是"传化物"，属阳，故用六腑来配天气；五脏的特点是封藏精气，以静为主，属阴，故五脏"秉地气而生"。古人既观察自然所呈现的象态，又把握自然之气变化的动态。动态是天气的作用，而通过地气所呈现出的是象态的特点。故《内经》云："天食人以五气，地食人以五味。"《道德经》亦云："人法地，地法天，天法道，道法自然。"按照这种思维，人体起到象态稳定作用的为五脏，发挥动态变化作用的为六腑，即《四圣心源》所谓"六气五行，皆备于人身"。五行反映了象态思维，六气反映了动态思维。

五运六气的不同思维模式直接影响了《伤寒论》脉证思维的形成。张仲景在《伤寒论》中几乎均以"辨××病脉证并治"为篇名。从篇名来分析，有"脉""证""病"三个字需要注意。"病"字似乎没有争议，就是指六经病。而病如何确立，张仲景篇名中的意思体现了要从两个方面入手，一是脉，二是证。脉证相参，方合伤寒原旨。另外，《伤寒论》将脉法篇置于全书之首，亦是给我们的一个重要启示。《平脉法》（桂林古本）中说："师曰：脉乃气血先见，气血有盛衰，脏腑有偏胜……若感于邪，气血扰动，脉随变化，变化无穷，气血使之；病变百端，本原别之；欲知病源，当凭脉变；欲知病变，先揣其本，本之不齐，在人体躬，相体以诊，病无遁情。"脉是气血变化之先兆，"欲知病源，当凭脉变"。而现代有医家竟然说，"我看病不用看脉"，实在让人惊讶。《伤寒论》第30条："问曰：证象阳旦，按法治之而增剧……何以知此？答曰：寸口脉浮而大，浮为风，大为虚，风则生微热，虚则两胫挛，病形象桂枝，因加附子参其间，增桂令汗出，附子温经，亡阳故也。"这段条文说明在临床上有"证"非常相近的情况。如本条"证象阳旦"，但"按法治之而增剧"，出现坏证。因为此病虽病象似桂枝证，实际却是大虚之证。如何知道？"寸口脉浮而大，浮为风，大为虚，风则生微热，虚则两胫挛。"如果不凭脉，该如何鉴别？又如《伤寒论》第4条："伤寒一日，太阳受之，脉若静者，为不传；颇欲吐，若躁烦，脉数急者，为传也。"如果不凭脉，如何判断传变？所以脉学非常重要。脉象思维应该是继承了六气的动态思维模式，而证的思维反映了五行的象思维。

因此，临床必须将两种思维互参，才能准确把握病机。如《伤寒论》第100条："伤寒，阳脉涩，阴脉弦，法当腹中急痛，先与小建中汤，不差者，小柴胡汤主之。""阳脉涩，阴脉弦"是气血不足，肝木克土之脉。关于小柴胡汤的病机，张仲景有"血弱气尽"之论。"腹中急痛"是症状，"阳脉涩，阴脉弦"是脉象。该证是因为土气太虚导致的木乘土，还是肝郁造成的？张仲景给我们做了一个非常好的表率。临床不要逞能，先用小建中汤补虚；如果不愈，则用小柴胡汤和之。故我们学习《伤寒论》不仅要重视证候，也要重视脉学的内容，二者不可偏废。

第五章　脉理与医理

　　脉学是中医理论与临床的桥梁，但却是中医诊断方法中较难掌握的一种技法。自古习学脉法，往往有"心中了了，指下难明"之感。而脉法之所以难学，未能将脉理与医理合参是原因之一。脉理源于医理，两者同一理，不可偏废。学脉必须同时把"理法方药"贯穿，缺一不可。今天许多学习中医的人不在医理上下功夫，对脉学仅局限于文字的解说，甚为可惜。

　　现在的教材号称是"集众家之精华"。可惜的是，"面面俱到"反而导致中医临床思维主线不明。我校苏培庆教授对此曾有个形象的比喻：驴的耳朵挺好，大象的鼻子挺好，老虎的爪子挺好，凑一块还好不好？那是四不像。习中医者，特别是涉猎广泛以后一定要注意，"究天人之际，通古今之变，成一家之言"，重视"理法"的贯穿。现行教材就是没有讲透脉理与医理之间的关系，从而造成了很多学生脉诊学完后依然无法指导临床的尴尬情况。因此本章是基于"中医之理"，阐述"中医之法"。先明其理，才能明白脉象；知道了脉象，才能洞悉病情的深浅和由来，最终掌握诊法。如此方能"知其然"更知其"所以然"。

　　《黄帝内经》云："能合脉色，可以万全……微妙在脉，不可不察。"《难经》云："切脉而知之谓之巧。"中医凭三个手指头摸人体一段小小的脉，就可测定身体内在气血的规律，让人感觉非常玄妙。而事实上，它的原理非常朴素。这个道理从生活实践中也可以体会。正如俗语所云，"三百六十行，行行出状元"，各行各业都有高手。我们经常听到或碰到有些卖肉、卖豆腐的高手，不用称量，一刀切下去就是顾客所要的分量。是否感觉很玄？记得电视节目里修车的高手，通过听汽车的声音就可以判断车子的问题所在，不用拆开车来检查。近年来，《最强大脑》节目非常火爆，里面有很多人的能力超越常人。对于这些，我们是否也会感觉很玄？因此，不能因为我们个人能力达不到，就否定一件事情的合理性和科学性。

古代中医没有现代仪器的帮助，诊断疾病只能依靠四诊。而四诊所用的工具，是人人具有、天天在用的基本感官。望诊用的是眼睛，闻诊用的是耳朵和鼻子，问诊用的是嘴巴来进行语言交流，脉诊用的是手指的触觉。事实上，古人在探究外界事物时也只能用这些感官了。理论上来讲，只要经过科学的训练，人人都能够将感官的能力发挥到极致。所以学中医要注意对生活的感悟。若能够懂得将中医诊断与生活密切联系起来，就会处处有悟处，时时在学医。名医彭子益先生曾讲，学医最好的实习医院就在自己身上。古人言，"知行合一"，亦是此理。

一、脉诊与四诊

《难经》云："望而知之谓之神，闻而知之谓之圣，问而知之谓之工，切脉而知之谓之巧。"这句话对后世的影响非常大。到了仲景先师的时代，估计就有人开始错解此话的真实含义了。据《伤寒论》记载，有人曾问张仲景："上工望而知之，中工问而知之，下工脉而知之，愿闻其说。"意思是靠脉来诊病是"下工"的水平。现代有人看了此话，也认为脉学在诊法里是被放到最后，因此轻视脉学在中医学中的地位，觉得既然不重要，不学也罢。

针对这个问题，仲景先师未作正面回答，而是通过举例让我们自己体会。"师曰：病家人请云，病人若发热，身体疼，病人自卧。"就是说病人出现发热、身疼、自卧的情况，其家人请医生出诊。"师到，诊其脉，沉而迟者，知其差也。""差"就是痊愈的意思。"何以知之？若表有病者，脉当浮大，今脉反沉迟，故知愈也。"按照"发热，身体疼"的症状来看，病位当是在表，脉应浮数或者浮紧，但此时的脉象却是"沉而迟"，说明病情已解。后面又举了个例子："假令病人云，腹内卒痛，病人自坐。师到，脉之，浮而大者，知其差也。"意思是，假如病人腹部突然疼痛，病位属里，脉应是沉的，而诊其脉却为浮大的，故"知其差也"。这是在给我们传授通过脉象判断疾病转归的技巧，当有所悟，触类旁通。

因此，"望而知之谓之神，闻而知之谓之圣，问而知之谓之工，切脉而知之谓之巧"并不是对中医诊法水平高低的评判。实际上，"望闻问切"是中医诊断的顺序。病人来了，当距离比较远时，首先用眼睛观察，是望诊；等病人走近了，根据病人说话的声音、气味进一步判断，就是闻诊；然后再有针对性地询问症状、病因、以前的诊治过程等，此是问诊；最后通过脉诊进一步确诊。古人行文注重对仗工整，"神""圣""工""巧"不是单一对应某个诊法，而是通用的。我们不可认为脉诊是"下工"所为就不去学习，那就大错特错了。事实上，后世就有医家是主要靠脉诊来诊病的，临床效果也是十分了得。所以我们不要望文生义。对我们初学者而言，要四诊合参，尽可能多地获得临床信息。我们没有足够的经验，即使临床信息足够都未必判断得准确，何况仅凭某一诊的信息作判断，就危险了。因此，对初学者而言，不可盲目模仿，剑走偏锋。

《伤寒例》中讲："今搜采仲景旧论，录其证候诊脉声色对病真方有神验者，拟防世急也。"这说明王叔和在汇集《伤寒论》时是非常注重脉诊的。但其在《脉经》中就讲，脉诊"在心易了，指下难明"。单纯背二十四、二十八个脉都很容易。浮脉"如水浮木"，涩脉"如轻刀刮竹"。但摸到脉后，指下就难明了。"脉理精微，其体难辨。"学脉过程需要自己去体会，没人能帮助我们，要靠自己去理解、实践。

二、脉诊心法

《素问·至真要大论》云："天地之大纪，人神之通应也。"这里提出了一个重要的概念"人神"。"人神"可以通于天地，人体气血运行跟自然界的运行规律是可以感应的。这是非常重要的论述！中医认为，"心主神明"，"人神"是脉诊的基础。《易经》讲："感而遂通。"谁感应呢？就是"人神"！《素问·气交变大论》里面也讲："天地之动静，神明为之纪。"

《素问·玉机真脏论》云："五色脉变，揆度奇恒，道在于一，神转不回，回则不转，乃失其机。"此段可作为脉诊乃至中医诊法的心法口诀来背诵。"察色按脉"的基本原理是"揆度奇恒，道在于一"。"揆度"是度量、思忖，"奇"是变化，"恒"是正常，"道在于一"是标准，以常达变。心理上处于平静、清虚的状态，才能真实感受外在的变化。我们常说"人间正道"，"正"的内涵与标准是什么？就是"止于一"。"一"就是阴阳平衡，既不"太过"，也不能"不及"。天地间万事万物都是遵循"一"的规律在运行。历史的盛衰更替，亦是如此。如《春秋》是古代的一部史书，为什么不叫《南北》？因为"春秋"者，天地阴阳之"平气"也，是用自然的寒来暑往类比于历史的兴衰。一个国家只有以史为鉴才能保证社会长治久安。

"神转不回，回则不转，乃失其机"一句，要仔细体会其含义。很多人摸脉时，满脑子里想着二十八个脉，用排除法一一过一遍。这就不是"神转不回"，而是"神转即回"。"回"在这里是思虑之意。当我们心里执着思虑之时，"神"就"回则不转"，就失去它的灵性了。人的"神"是空虚、灵敏的，故为"神明"。《素问·脉要精微论》讲："持脉有道，虚静为保。"诊脉时不要满脑子都在思考。那是混乱不定的状态，不是"一"的状态！是已经落在分别意识里面了。就像生活中，当我们特别紧张或者心里特别烦躁的时候，很难对外界的事物作出客观、准确的判断来。因此，切脉时，内心要处于"空明"的状态，如镜子一样。若镜面覆盖了一层粉尘，就照不清楚了。当我们有强烈的分别意识，或者担心摸不出来，或者担心摸不准，都是对心神的干扰、污染。心要平静下来，保持"一"的状态，自然、清净的状态。"神转不回"，强调的是直接感悟。临证切脉像比武一样，"无招"便是最高境界。

　　记得有位名家曾说，为医者最大的敌人是自己的内心。临证治病，怕的就是有"熟人"关系，效果往往就会打些折扣。如果是普通的患者，按照常规的思路开药，效果就很好。因为面对熟人，我们容易思前想后，就不是"一"的清净状态了。历史上有个故事，据说叶天士的母亲得了伤寒，叶天士仔细辨证为白虎汤证，但他犹豫不决，不敢用方。因为母亲年事已高，他怕白虎汤损伤母亲的正气。此事传到了同时代的名医薛雪那里。薛雪就私下里说，有是病用是药，这个病是当用白虎汤，白虎汤药性虽重，但必药到病除。叶天士听了薛雪的意见，坚定信心，就给母亲用了白虎汤，用药后果然病好了。我的导师潘朝曦先生曾跟我讲，出诊感觉不如坐诊效果稳定。坐诊是东道主，心是定的。出诊到人家那里心容易波动。因此，古人要求持脉之时必"虚其心，静其志"。我们现在这个时代的人想得多、杂念多、欲望多，疾病也就多。医生水平也必然会受时代的影响。

　　《类经》中就明确提到："凡持脉之道，一念精诚，最嫌扰乱，故必虚其心，静其志，纤微无间，而诊道斯为全矣。"所以切脉需要有"定力"。生活中不要太纠结，把自己陷于烦恼中。该放手时就要放手，也是一种智慧。杨凤庭《弄丸心法》中讲："等凡临一症，先清静厥心，使己意毫无滞着，然后可生灵慧……平心定息，细诊其脉。"《医醇賸义》讲："切脉之道，全贵心灵手敏，活泼泼地一片化机，方能因应。"这些都反映了中医跟传统文化之间的关系。要真正学好中医，需要有一定的国学基础才行。"儒释道"文化的思维方式与我们中医是一脉相承的，都在阐述"如何让内心恢复到本来的状态"，不受外在因素干扰。如此就可将内心的灵机发挥到极致。电视剧《太极宗师》里杨昱乾功夫到家时，一只麻雀竟然飞不出其手，这就是他将自己的触感练到了极处。麻雀起飞蹬爪的那一刻，他能感知到，于是瞬间就把力给卸掉了，高度灵敏。

三、余氏习脉之法

心法理解了，还要通过实践来琢磨。要在实践中不断练习，才能出功夫。以前我曾用"三段法"训练，把手放在桌子上，然后再放在衣服上，最后再放在手臂脉位上，来训练指目的敏感度。后来看到任之堂余浩的家传脉学里有一套方法更为详细，分成了"金、革、羽、水、气"五个层面，甚是可行，从而学之。

第一阶段"金"法。将食指、中指、无名指贴在金属的表面，体会手指血管搏动的感觉。体会时不要忘了心法。摸脉还嘻哈打闹，"神"没在脉上，就不会练得出来。心要清净，要锻炼心、气、意的配合。手放在金属面上时，三个指目就是心。此步训练的是"凝神静气"的能力。达到纯熟以后，切脉就容易入定。要达到纵有百人身边吵闹，都能够入境切脉的能力才行。要收心摄念，聚精才能会神，静心体会。如果能反复体会手指的脉动，等训练完成后，切脉时马上就能进入状态。这是一个最基本、最初级的阶段。注意训练时手不要太用力，放松下来，将手轻轻地放在金属表面上，指目应该有麻、胀、痒的感觉。再继续放松，就能体会到血管微微跳动的感觉。要经常去练，练到外面再怎么乱，手一放在脉上，立马就能感受到。自己能控制自己的"神"，不受外在环境的影响，就成功了。

第二步"革"法。将三指贴在柔软的皮革上或海绵上作切脉状，放在衣服上也可以。同样来细心体会手指搏动的感觉。如果你能够非常敏感地体会到手指的搏动感，那就算过关了。

第三步"羽"法。将手指贴在羽毛上作切脉状，细心体会手指血管搏动的感觉。能修炼到此，手指的敏感度已非常高，已经达到了"通神"的状态。当心真正静下来，敏感度自然就会上来。我们平时心太粗、太糙，反应就迟钝了。由此也可见，中医跟传统文化割裂不开，二者在内在的精神层面是相通的。

第四步"水"法。将食指、中指、无名指贴在水面上，细心体会手指血管搏动的感觉。此步难度就非常大。余浩老师讲，能修炼到此层次的人很少。能到这一步，手要保养得好才行。许跃远老师在《象脉学》一书里讲过保养手的方法，很简单，平时没事时手不要张着，要轻轻地握起来，将食指、中指、无名指指目贴在手心的皮肤上，用自己的皮肤温养指目。许跃远能凭脉便摸出患者体内肿瘤的大小，足见其功底深厚。国医大师朱良春称其为"鬼才"。当然，有些人脉诊水平高也是由于有一定的天赋。据国医大师李士懋的弟子说，李老先生的手前端比别人的粗，敏感点就要多。

第五步"气"法。用食指、中指、无名指作自然切脉状，感受空气波动，细心体会手指血管搏动的感觉。余浩老师讲，诊脉能修炼到此，则可以通查一切疾病，甚至可以练成"悬丝诊脉"。"悬丝诊脉"听起来感觉像神话，但从理论上讲完全有可能。因为一个人的敏感度若练到一定程度，是完全有可能通过媒介感受到外界波动的。比如大音乐家贝多芬，晚年耳朵失聪，却也离不开心爱的音乐，就用一根木棒来听钢琴的演奏。他把木棒的一端放在钢琴上，另一端咬在上下牙中间。当钢琴发出声音时，振动就沿着棒通过牙齿、颅骨直接传到内耳。不过前提是他是音乐家，普通人估计很难"享受"这种方法。《双桥正骨老太罗有明》一书中记载了中医正骨名家罗有明的成长故事。她15岁就开始独立行医，一生行医近百年。罗有明刚开始摸骨摸不出来，就被奶奶打，一天被打三五回，被骂手笨，受了不知多少委屈才练就成的。临床上，病人骨头错位或骨折，她一搭手就知道，这就是高手啊。

我们中医的很多技艺难以传承下来，说实话，跟我们现在的人难以吃得了这份苦不无关系。很多人抱怨没有好的老师，可当真正遇到好老师的时候，我们未必识得，吃不了几天苦，就要掉头走人了。古代师父收徒弟，开始都是没有好气，给他苦头吃，先磨砺他，考验他。如果承受不了，就不是传法之人。所以在学医的过程中，要做好吃苦的心理准备。现在的学生别说磨练了，得哄着学，求着学，说他两句都会调头走人。因此，真想成大器者，要于此处留意啊，苦尽才甘来。

四、脉与象

前文已讨论过，从伏羲画八卦，到老子的"大象无形"，意象思维一直贯穿于我们的文化中。中医里藏象、脉象、舌象，也是处处都不离"象"。唐代王冰在《重广补注黄帝内经素问》序言里讲："天地之象分，阴阳之候列，变化之由表，死生之兆彰……验之事不忒，诚可谓至道之宗，奉生之始矣。"天地变化于无形，但会昭彰显象。中医通过外显的症状来判断体内气血阴阳的变化，就是抓住"表象"去探知内在的规律。所以学习中医要重点培养"象形思维"的能力，此为中医"入道之宗"。学习脉象，如完全采取逻辑推理等方式，很难对中医脉象达到准确的把握。而采用意象的思维方法就可以将复杂的脉象回归于简约。因此，学习中医，要细心体会古人的思维方式。若能回归到古人的思维方式来学中医，就会事半功倍。

《脉诀汇辨》中言："脉之理幽而难明，吾意所解，口莫能宣也。凡可以笔墨载，可以口舌言者，皆迹象也。至于神理，非心领神会，焉能尽其玄微耶？如古人形容一胃气脉也，而曰不浮不沉，此迹象也，可以中候求也。不疾不徐，此迹象也，可以至数求也。独所谓意思欣欣，悠悠扬扬，难以名状，此非古人秘而不言，虽欲名状之而不可得，姑引而不发，跃然于言词之表，以待能者之自从耳……此皆迹象之外，别有神理，就其言状，正惟穷于言语，姑借形似以揣摹之耳。"语言文字的表意功能是有局限的，因此古人讲脉大都是用比喻来描述。如《濒湖脉学》记载，浮脉"如微风吹鸟背上毛，厌厌聂聂""如循榆荚""如水漂木""如捻葱叶"。什么是"如微风吹鸟背上毛""如捻葱叶"？这要从生活中去体会，去琢磨。《伤寒论·辨脉法》所讲"脉蔼蔼如车盖""脉瞥瞥如羹上肥""脉萦萦如蜘蛛丝"等，都是如此的方式。由此可见，学中医离不开生活。古人列举的例子其实都是生活中可看到、体会到的，我们今天却没有把它放到"大雅之堂"上来重视，自然也就无法"登堂入室"。

（一）脉象与四时阴阳

《黄帝内经》中多次讲到四时脉象：春脉弦，夏脉洪，秋脉毛，冬脉沉。人的四时脉象与天地是相应的关系。《素问·宣明五气篇》云："五脉应象：肝脉弦，心脉钩，脾脉代，肺脉毛，肾脉石，是谓五脏之脉。"《素问·脉要精微论》又云："天地之变，阴阳之应……四变之动，脉与之上下……阴阳有时，与脉为期……春日浮，如鱼之游在波；夏日在肤，泛泛乎万物有余；秋日下肤，蛰虫将去，冬日在骨；蛰虫周密，君子居室。"很多人只看到脉与四时之间的同步变化规律，而未领悟此是《内经》在告诉我们脉的形成原理。如春天阳气升发，但尚有阴气镇压，若配以卦象，可用"震卦"来表示。《内经》告诉我们，阴阳之气处于这一状态时就现"弦脉"。当我们在病人身上摸到了弦脉，就可推测其体内阴阳气血也是处于类似的状态。

我们结合卦象来分析《伤寒论》的乌梅丸、小柴胡汤两个方剂与弦脉的关系。肝应震卦（☳），胆应巽卦（☴）。乌梅丸是治疗上热下寒之专方，但因原文中用治蛔厥证，故方剂学里将之归属于驱虫剂。一代名方竟已沦为治疗蛔虫的驱虫方。且随着"肠虫清"等西药的出现，此方竟连驱虫的用处也被剥夺，实在可惜。该方可分成两部分：细辛六两、干姜十两、附子六两、蜀椒四两、桂枝六两、人参六两，属阳，应震卦之下阳；乌梅三百枚、黄连十六两、当归四两、黄柏六两，属阴，应震卦之上阴。因此，乌梅丸之弦脉当为兼有沉、细、弱之象，因其阳被两阴束缚。小柴胡汤是和解少阳、和胃降逆的代表方。此方亦可分成两部分：柴胡八两、黄芩三两，属阴，以应下之一阴；半夏半升、人参三两、甘草三两、生姜三两、大枣十二枚，属阳，以应上之二阳。故小柴胡汤之弦脉当为兼有浮、数之象，因其两阳被阴所拒，不得潜降。此外，冬天阳气封藏入里，坎卦（☵）应之，脉则沉细，故肾气丸、四逆汤主之，助阳以升；夏天阳气发散，离卦（☲）应之，脉洪大，黄连阿胶汤主之，助阴以降；秋天阳气潜降，脉"毛"（也作"浮"），就是秋天落叶，叶子不是自由落体，而是以徐徐飘来飘去的状态落地，整体有降的意思，但不是一下子降下来，兑卦（☱）应之，若阳气革居不降，白虎汤、承气汤主之，以清之、降之。这是借自然阴阳之理说明脉象之理。由此触类旁通，细心体会脉象与人体气血阴阳的关系，将来临证方能贯通。

（二）六部六时脉

《史记·扁鹊仓公列传》云："至今天下言脉者，由扁鹊也。"扁鹊在《难经》中简化《内经》的"遍诊法"为"寸口法"，成为后世脉诊"独取寸口"的起源。顾老曾提出，扁鹊"独取寸口"脉法的原理是什么？值得我们思考。明代李中梓在《诊家正眼》中根据六气将二十四节气划分为六部，对应我们左右手的六部脉，似乎透露了些信息。笔者认为，"独取寸口"脉法当是扁鹊受到《易经》和中医六气理论的启发而形成。

李中梓在《诊家正眼》中将六部脉与六时结合了起来，创制"六气分合六部时日诊候之图"，并说，"乃余所自悟而自制，实六气至理，而古今所未发者"。其侄李延昰著《脉诀汇辨》，延续了其思想，并评价道："此六气分合六部时日诊候之图，家先生所自定者也，实具六气至理，乃古今未发之秘，须精思而熟玩之。"

表5-1　六气分合六部时日诊候示意图

左手					右手
二之气少阴君火	心	寸	肺		五之气阳明燥金
初之气厥阴风木	肝	关	脾		四之气太阴湿土
终之气太阳寒水	肾	尺	命门		三之气少阳相火

如表 5-1 所示，左手尺部对应的是终之气太阳寒水，属肾；左关部应初之气厥阴风木，属肝；左寸部应二之气少阴君火，属心。右尺应三之气少阳相火，属命门；右关应四之气太阴湿土，属脾；右寸应五之气阳明燥金，属肺。此排布实是五运六气中"主气"的排布次序，这是否是扁鹊寸口脉法的原理呢？有待贤者深入研究。

《诊家正眼》云："以平治之纪为例，若太过之纪，其气未至而至，从节前十三日为度；不及之纪，其气至而未至，从节后十三日为度。太过之岁，从左尺浮分起立春；不及之岁，从左关中分起立春。根据次而推之，必于平旦，阴气未散，阳气未动，饮食未进，衣服未着，言语未吐之时，清心调息，逐部细究，则时令之病，可以前知。"如果某年的岁运是太过，则下一年的初之气比大寒节提前 13 天到来；岁运是不及，则该年的终之气延后 13 天，这对预测疾病有重要的指导价值。"天人相应"，气候的变化会在脉中提前显现出来。李中梓说："若有独大，独小，独浮，独沉，独长，独短，与各部不同，根据图断之，无不验者。"假如左关脉独弦大，那么雨水之后、惊蛰左右会有风热之病出现。独大，为阳气上扬之象，本来就太过了，到了自然界阳气生发的时候，就会受到天气的影响而出现疾病了。假如"右尺沉厚，脉独缓滞而实大"，右尺为命门、三焦，是主火之脏，那么到了芒种、夏至的时候会出现湿热之病。因为"缓滞主湿，而实大主热也。若缓滞而虚大，乃湿热相火为患。盖缓至为湿，而虚大为相火也。且在沉分，沉亦主湿，又在相火之位故也"。又云："久病之人，六脉俱见独滞，惟右寸中候脉来从容和缓，清净无滞，已知霜降后、立冬边必愈。盖中候而从容和缓，为胃气之佳脉。且右寸为肺金之位，土来生金故也。其余各部，俱仿此而细推之，百不失一也。"这里说明了人体气血与气候变化之间存在的规律，是在四时脉基础上的细化，对预测疾病非常重要。我们学习五运六气者对此更要细心体会。

（三）常脉之象

脉象的形成有赖于脾胃生化之气血。五脏之气血不能够自至手太阴，必须有胃气鼓动，故"有胃气"之脉曰"常脉"。常脉之形态是"不浮不沉，不大不小，来去从容，有神有根，脉来四到五至"。具体来讲，肝脉应弦脉，"有胃气"之弦脉表现为"脉来软弱，轻虚而滑，端直以长"等特点，这就是肝的常脉；心脉应洪脉，"脉来浮大，来盛去衰"；肺脉应浮脉，"脉来轻虚以浮，来急去散"；脾脉缓，"脉来濡缓，不疾不徐，来去从容"；肾脉沉，"脉来沉细以搏"。有根之脉是通过尺脉来勘验的，沉取搏动有力，说明肾气有根；沉取搏动无力或不显，说明肾气无根，是虚证。

《金匮要略》云："夫脉当取太过不及"，懂得了常脉，方能知常达变。脉象实际上是天地之象和人体气血之象的总和。古人认为，天地之气与人身之气，相互作用，相互影响，故"千人千相，不尽相同"，因时、因地、因人而异，远远不是我们用二十八个脉能概括的。古人只是通过典型的二十八脉示以规矩，让后世学人得门而入。若后人刻舟求剑，不懂脉理之源，终难求全。临床上，脉象很多时候也是以相兼脉居多。因此《脉诀汇辨》里讲："故以有限之迹象，合无穷之疾病，则迹象乃有时而穷。以无尽之灵明，运有限之迹象，则疾病无往而不验。所谓口莫能宣者，终成绝学也哉！"

（四）脉与气血

《濒湖脉学》云："脉乃血脉，气血之先，血之隧道，气息应焉。"脉的主体就是气血。《麻瑞亭治验集》中说："饮食入胃，腐化消磨，足太阴散其精华，化生气血，上归于肺，游溢经络，现于气口，是为脉。气口，即手太阴肺经之动脉，在太渊之分。"因此，通过寸口脉可测知百脉。对于脉象种类的归纳，《脉经》分为二十四脉，明代李时珍《濒湖脉学》增为二十七脉，明代李中梓《诊家正眼》又增为二十八脉。虽然脉象众多，但正如国医大师李士懋所说："脉的形成原理，一言以蔽之，乃气与血耳。"气血是脉象产生和变化的基础。血为阴，气为阳，两者相互鼓荡，产生众多脉象。凡是能影响气血的因素一定会引起脉象的变化。比如生活中情绪变化会引起气血的变化，那么也一定会引起脉象的变化。肝郁气滞者，脉多现弯曲之象，正所谓"木曰曲直"。气候变了，也会引起脉象的变化。

国医大师李士懋老先生高屋建瓴地为我们总结了气血与各种脉象的关系，方便后学，值得学习。

气的变化对脉象的影响可分为气盛、气郁、气虚三种情况。

1. 气盛：气有余，则鼓荡血脉之力亢盛，气血必动数而外涌。气血外涌，则脉见浮、洪、实、大、长、缓纵而大等象。气血动数，则脉见数、疾、躁、促等象。

2. 气郁：气为邪阻，气机不畅；或情志拂逆，气机郁滞，则气不能畅达以鼓荡血脉，脉见沉、伏、牢、涩、迟、细、短、结乃至厥。气机不畅，阳气不得敷布，经脉失却阳气之温养，致收引拘急，脉见弦、紧、细、涩等象。此等脉象，貌似不足，实则乃邪气亢盛所致。其与虚脉的鉴别，在于按之中有一种布冲激荡、不肯宁静之象，与虚脉之按之无力者异。这就是以沉取有力无力分虚实。

至于病机相同，为何脉象有沉、伏、涩、短、迟等不同的区分？这是由于气机滞塞的程度、部位不同，引起气机滞塞的原因不同，因而同一病机，产生不同的脉象。脉虽各异，而理却相通。

3. 气虚：气虚无力鼓荡血脉，则出现脉来无力的缓、迟、微、弱、濡、代、小、短、涩等脉象。气虚不能固于其位，气浮于外而脉浮，可见浮、虚、散、芤、微、濡、革等脉。气虚，则虚以自救，奋力鼓搏，脉亦可数，然按之无力。愈虚愈数，愈数愈虚。若气虚极，脉失柔和之象，亦可见强劲坚搏之脉。此乃真气外泄，大虚之脉，不可误认作实脉。

血的变化对脉象的影响可分为血盛、血瘀、血虚三种情况。

1. **血盛:** 血为邪迫,奔涌激荡,血流薄疾,则脉见滑、数、疾、促等象。血流奔涌于外,则见脉浮、洪、实、长等象。

2. **血瘀:** 由于邪阻、气滞,血行淤泣,脉道不利,则见沉、伏、牢、涩、细、小、短、促、结等。

3. **血虚:** 血虚不能充盈血脉,则脉细、小、濡、短、涩等。血行不继,则脉歇止而见促、结、代等。血虚不能内守,气失依恋而外越,则脉见浮、虚、微、芤、革、散、动等。血虚经脉失于濡养,则脉拘急而弦。

气与血的病理变化,虽各有所侧重,但往往相互影响,密不可分。

因此,李老说,"气血,是打开脉学迷宫的钥匙。倘能悟彻此理,则千变万化的各种脉象,可一理相贯",如此才能"触类旁通,而不必囿于众多脉象之分,划地为牢,死于句下"。

五、寸关尺脉配属

中医思维的多元性导致中医脉法亦有多种。也正因如此,我们不敢轻易反对他人的医学思想。每个人的思维方法不同,得出的结论可能就是不同的。所以面对不同的医学解释或方法,可受用者则收之;不同者则搁之,待习悟之。

(一)配属三焦

古人将宇宙分为"天、地、人"。中医亦将人体分为上、中、下三焦以应之。《难经》言:"脉有三部九候……三部者,寸、关、尺也。九候者,浮、中、沉也。上部法天,主胸以上至头之有疾也。中部法人,主膈以下至脐之有疾也。下部法地,主脐以下至足之有疾也。"《素问吴注》云:"宗气出于上焦,营气出于中焦,卫气出于下焦。上焦在于膻中,中焦在于中脘,下焦在脐下阴交。故寸主上焦,以候胸中;关主中焦,以候膈中;尺主下焦,以候腹中。"因此，"寸关尺"三部脉对应三焦。

"寸关尺"三部脉配属三焦，亦是"天人相应"思维的体现，临床当灵活应用。如根据上、中、下三焦的划分原则，将人体脊柱分成颈椎、胸椎、腰椎三部分，凭脉应之。现把个人体会介绍给大家。首先注意不要摸脉跳，而是要体会"寸关尺"三部的质地。把手放在寸口脉前后推按，如果有像隔着纱布摸到下面有沙子或丝状物的感觉，即是相应部位的椎体出现错位。若在寸位摸到此感觉，则表示颈椎不好；若在关位，则为胸椎不好；在尺位，就是腰椎不好，多有腰痛的症状。正所谓"有诸内者，必形诸外"，这也是全息思维的具体体现。等骨位复正后，再摸脉，相应的脉象就没有了。

我们学医，最怕的就是怀疑。以前读《金匮要略》时都是粗心看过，等再看到"脉来细而附骨者，乃积也。寸口，积在胸中；微出寸口，积在喉中；关上，积在脐旁；上关上，积在心下；微下关，积在少腹；尺中，积在气冲；脉出左，积在左；脉出右，积在右；脉两出，积在中央，各以其部处之"的论述，方知古人决不欺人！

（二）配属脏腑

在"寸关尺"三部脉配属三焦的基础上，再细分就出现与脏腑的配属规律。

《医家秘奥》讲："人之左手三脉寸关尺，以包络、胆、膀胱、小肠为腑，心、肝、肾为脏……右手三脉寸关尺，以胸中、胃、大肠、三焦为腑，以肺、脾、命门为脏。"何也？"心主血，肝藏血，肾为精血之原，是三部皆属血矣……肺主气，脾为生气之原，命门与丹田合为气海，是三部皆属气矣。"这是明代医家周慎斋为我们总结的"寸关尺"三部脉与脏腑的对应关系。（图5-1）

《灵枢·营卫生会》云："营出于中焦，卫出于下焦。"因中焦脾胃之脉升于肺以生血，故右脉亦有血；下焦肾脉行气于心、肝，

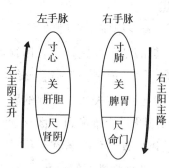

左手脉　　右手脉

左主阴主升

寸 心
关 肝胆
尺 肾阴

寸 肺
关 脾胃
尺 命门

右主阳主降

图 5-1　脉象左右六部脏腑配属

故左脉亦有气。所以，左手脉，肝主藏血，但血里面藏着气；右手脉，肺主气，气里面藏着血。

从气机升降的角度来看，左升右降，但阳不离阴，阴不离阳，血以载气，气以运阴。《医家秘奥》讲："血部之脉，必得气而后调也……气部之脉，必得血而后成也……人身血气，原自周流，本无界限。"如此，人体阴阳气血相辅相成，"寸关尺"三部脉应之。脉理即医理，懂得脉所体现的人体生理状态的内涵，由此入门，方得旨归。

六、左右阴阳脉法

在左右两手"寸关尺"六部配属脏腑的生理基础上，就比较容易理解"左右脉法"。《内经》云："阴平阳秘，精神乃治。"气血者，人体之阴阳也。《伤寒论》（桂林古本）讲："脉乃气血先见，气血有盛衰，脏腑有偏胜。气血俱盛，脉阴阳俱盛；气血俱衰，脉阴阳俱衰。"因此，判断人体气血阴阳之虚实，惟从脉中求之。民国名医王雨三老先生说："欲知其气血之虚实，惟有于左右两手之脉息中求之，一隅亦可以三反也。"若患者左手脉沉细弱，说明阴血亏虚；若患者右脉细弱，则说明阳气虚。阴阳平衡是中医治疗的根本目标，阴阳平衡就是气血平衡。因此通过左右脉确定气血阴阳失衡情况，再根据气血阴阳失衡状态配以方剂，以平为期，即是中医治疗之法。

《医家秘奥》云："见部位虽单列，而气血则未尝不相通。左脉虽属血分，而气实统之，故左脉为血中之气。右脉虽为气分，而血实生之，故右脉为气中之血。"学中医要有阴阳思辨思维，阴阳和合，则人体康健。人体气血左升右降。左路阴血充足，阳气才能充盛。所以，左尺脉应肾主精，关脉应肝主藏血，寸脉应心主血脉，符合《内经》所讲"阳生阴长"的论述。右主肃降。右寸应肺主气，右关应脾胃主运化，为气血之源，右尺应命门主肾阳。只有当阳气充足时，肺才能通调水道，脾才能运化水液，肾才能藏精。反过来讲，阳气亦要靠阴液的承载才能封藏起来。俗语言，"一场秋雨一场寒"。若秋天一直不下雨，阳气无所依附而不得潜藏，革居于上，就变成燥火之气。

《医家秘奥》中亦说："医书云：'左属血，右属气。'又云：'左主外，右主内。'心窃疑之。以为既属血，则当主内，何以反主外？既属气，则当主外，何以反主内？今读此论而知，左藏血，而气实煦之，故可主外；右藏气，血从之而生，故可主内也。"气为血之帅，血为气之母。肝体阴而用阳，肺主气司呼吸。左升右降，不可分离，相辅相成。自然的阴阳规律是春夏"阳生阴长"，秋冬"阳杀阴藏"。"左升右降"是从"阳"的角度来看的。因此，要注意将气血"一气周流"的运行规律与左右脉法一理贯之。如此，《内经》所言"察色按脉，先别阴阳"，在脉法里就可以落到实处了。

（一）脉之五行生克

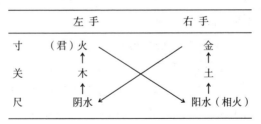

图 5-2　六部脉五行相生图

如图 5-2 所示，左尺脉应肾阴，属水；左关脉应肝，属木；左寸脉应心，属火。右寸脉应肺，属金；右关脉应脾，属土；右尺脉应肾阳（命门），属火。由此可以实现脉与五行的配属。根据五行相生的规律，左手三脉形成"水生木，木生火"的相生关系；右手三脉形成"火生土，土生金"的相生关系。

我们由此反观《伤寒论》及后世医家的临床治法，就能明显地体会到这一规律。如右寸现虚弱脉，则可判断为肺气虚或肺阳虚。《金匮要略》云："肺痿吐涎沫而不咳者，其人不渴，必遗尿，小便数。所以然者，以上虚不能制下故也。此为肺中冷。"肺阳气不足，运液无力，则"吐涎沫""不渴"；肺虚，气不固液，则"遗尿"。按照"虚则补其母"的原则，用甘草干姜汤温中益气。《伤寒论》第 50 条："脉浮紧者，法当身疼痛，宜以汗解之。假令尺中迟者，不可发汗。何以知然？以荣气不足，血少故也。"通过"尺中迟"的脉象可判断阴血不足，故不可轻易发汗，以免进一步损伤阴液。这些都是通过脉象来判断脏腑阴阳气血之虚实，再利用脏腑相生关系来进行补泻的。右寸应肺金，肺通调水道，金生水；阴精封藏于肾，应左尺脉。若患者存在"左尺脉弱，右寸亦弱"的情况，后世医家常用"生脉饮"加入补肾药配伍，取"金生水"之意，以提高临床效果。因此，可以通过脉象与脏腑相生关系，详细辨别，确定治法。

五行除了相生还有相克的关系，那么脉自然也存在相克关系（图 5-3）。这对临床辨证和确定治则、治法同样有着极其重要的指导价值。如临床上患者出现咳嗽的症状，由于"五脏六腑皆令人咳"，所以我们不能简单地从肺论治。若此时左寸脉有力，就要考虑"火克金"，既要补肺，还要清心火。《三因司天方》里的麦门冬汤就正合此义。"麦门冬汤桑白皮，钟乳人参紫菀随，白芷半甘兼竹叶，扶金抑火此方宜。"总之，通过脉象的五行生克，可判断相应脏腑之间的生克关系，从而指导临床，须逐步融会贯通。

由是观之，脉理源于医理。若不能将两者融通，就无法驾驭临床。左右应阴阳之理，六部应六气之理，生克应五行之理，环环相扣。因此，阴阳、五行、六气不仅是哲学概念，还是中医脉学乃至整个诊治体系构建与应用的指导理论。可惜的是，我们的教材对此未能阐述清楚，割裂了医理与脉理的连续性，也就使很多学习脉诊者不得入门。

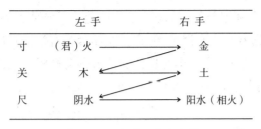

图 5-3　六部脉五行相克图

（二）平脉用药

在临床上，医者通过脉诊判断人体气血的偏颇，再用五行生克规律细辨脏腑生克关系，从而确定补泻法则。因此，判断病人阴阳气血的虚实是开方用药的基石。得此理，灵活用药，方得真传。

王雨三说："左三部脉旺，则血旺，或由于血分受邪；虚则血虚，而血分无邪。"意思是左部脉若出现弦、滑、洪、数等实性脉象，则为血盛或病邪所扰，治则以补阳气以配血或以驱邪为主；若出现虚、弱、细等虚性脉象，治则以补阴血为主，不可耗伐阴血。"右三部脉旺，则气盛，或由气分受邪；虚则气虚，而气分无邪。"意思是右部脉若出现弦、滑、洪、数等实性脉象，则为气盛或病邪所扰，治则以补阴血以配气或以驱邪为主；若出现虚、弱、细等虚性脉象，治则以补阳气为主，不可耗伐阳气。基于此，王老还创制了"左轻右重之权衡图"与"左重右轻之权衡图"，以开示后学，值得参考。如此，可将人体脉象、气血失衡状态与方剂应用以"理法方药"的思维贯穿。

王雨三老先生不厌其烦，在《治病法轨》一书中为我们举例示意，现选录如下，愿读者细心参悟之。

"假使左脉浮弦有力，右脉浮大而散"，右脉浮大，说明气虚，左脉浮弦有力，说明有风邪，宜用《局方》"消风散"加黄芪。消风散由荆芥穗、甘草、陈皮、人参、茯苓、白僵蚕、防风、川芎、藿香叶、蝉蜕、厚朴、羌活组成。由此分析，此方黄芪、白术、茯苓、藿香是用以补气，荆芥、防风、羌活、蝉蜕用以祛风邪。

"左浮紧有力，右浮大无力"，左浮紧为有寒，右浮大无力是气虚，故为气虚感寒，李东垣"麻黄人参芍药汤"主之。此方由人参、麦门冬、桂枝、当归身、麻黄、黄芪、炙甘草、白芍药、五味子组成。分析方义，麻黄桂枝各半汤驱风寒之邪，人参、黄芪、当归、白芍补气血。

"右脉洪数有力，左脉浮虚或细弱"，右脉洪数有力，说明阳气盛或者气分受邪，左脉浮虚或细弱，说明阴血虚。此是肺胃火盛已损耗精血，用"白虎汤加生熟地"治之。《伤寒论》里有"白虎加人参汤"，人参有补气血的作用，说明白虎加人参汤证为偏于气虚，兼有阴虚的状态。《伤寒论》示人以规矩，临床应用要懂得加减化裁。明白此加减化裁与脉理的关系，时方和经方就可以通过脉象融合到一起。

"右脉滑实，左脉无力"，多是食积兼有血虚，可用"大承气汤加归芍"，通泻郁热又可滋阴。

"两手脉俱浮洪数实"，是"表里气血俱有风热"，可用"防风通圣散"加减，表里双解。

"两手脉俱虚弱"，说明气血俱虚，用"十全大补汤"。

"左脉平而右脉弱"，则"气虚而血不虚"，可用"四君子汤以补气配血"。

"右脉平而左脉虚"，说明"血虚而气不虚"，可用"四物汤以补血配气"。

"此乃约略而言，至于四诊，亦须彻底相参，心领神会而用之，庶能应无穷之变也。"

总之，只有掌握了医理和脉理的关系，才能融会贯通，灵活运用，指导临床。这也是历代医家组方之原则和化裁之法则，也就是所谓的"不传之秘"。由此入门，当能登堂入室，悟得中医"理法方药"精妙之所在。

七、上下阴阳脉法

五脏系统相辅相成，相互制约，协调为用，共同完成人体各项生理功能。同样，五脏在病理上也是相互影响，相互传变。因此，判断脉象主病，不应该局限于某脏某腑的孤立病变，还要把脉象看成一个整体来诊断。

脉不单分左右之阴阳，还分上下之阴阳。如《金匮要略·胸痹心痛短气病脉证治》云："夫脉当取太过、不及，阳微阴弦，即胸痹而痛，所以然者，责其极虚也。今阳虚知在上焦，所以胸痹心痛者，以其阴弦故也。"此是基于整体观，通过上下阴阳脉象来确定人体的阴阳失衡。"阳微"说明上焦阳虚，"阴弦"说明心阳虚无以温煦肾水，而致下焦阴寒内盛。

黄元御"一气周流，土枢四象"的思想，说明了人体通过肝升肺降，以达心肾相交的整体运行规律。心火、肾水一上一下，但水火之间必须相互沟通，以达到"水火既济"。即心火必须下交于肾，以助肾阳，温煦肾水，使肾水不寒；肾阴必须上济于心，以滋心阴，防止心阳过亢。如此才能保证"阴平阳秘"。

下面选录国医大师李士懋先生的一则临床医案，以扩展我们临床应用脉法的思路。

张某，男，42岁。2012年6月11日初诊。

刻下症：尿频、尿痛、尿后痛3个月，小便黄。脉弦缓沉，阳弱阴弦。舌淡红，苔薄白。

证属：阳虚于上，下焦阴寒。

法宜：温阳散寒。

方宗：真武汤合桂枝甘草汤。

处方：炮附子12g（先煎），桂枝10g，茯苓15g，炙甘草8g，白术10g，白芍10g，生黄芪12g，党参12g。7剂，水煎服，每日1剂，早晚分服。

2012年6月18日二诊：尿后痛自昨天减轻，小便黄，牙龈痛，咬东西则加重，排尿次数正常。脉弦缓，沉取阳微阴弦。舌淡嫩伴齿痕，口唇暗。上方改生黄芪为30g。21剂，水煎服，每日1剂，早晚分服。

2012年7月9日三诊：尿痛已去，小便黄，牙酸软，不欲咬东西，性功能低下，余可。脉弦缓，沉取阳微阴弦。舌淡嫩伴齿痕。上方加山茱萸12g、枸杞子12g、仙茅10g、仙灵脾15g、肉苁蓉15g。7剂，水煎服，每日1剂，早晚分服。

按：初诊脉象阳弱阴弦。阳弱者，即为上焦心阳不足，阴弦者，则为下焦肾阳不足，又脉弦缓沉，可知该患刻下之脉当属阳虚阴盛，心肾两阳皆不足，阳不制阴，阴大盛。下焦肾阳不足，膀胱气化失司，故见小便频数。然淋痛可属寒性，亦可属热性，当整体审查，具体分析。该患素体阳虚，温煦无力，阴寒内生，寒性收引凝滞，故见尿后痛。证属阳虚于上，下焦阴寒。治宜温阳散寒。真武汤本以壮肾阳为主，桂枝甘草汤本以补心阳为主，故以两方合而为用，使肾阳与心阳互资互助，则阴寒自散。又缓脉多主脾虚，故入方以生黄芪、党参增其益气健脾之功。二诊因机体阴寒内盛，虚阳外越，因此见小便黄，牙龈痛。三诊时寸脉旺且按之有力，此为肾水不足，心火不济之象，故见腰酸、腿软、心烦不寐、神昏舌謇；又牙酸软，不欲咬东西，性功能低下，肾主骨，又齿为骨之余，肾藏精主生殖，当属肾阳亏虚。故方中加仙茅、仙灵脾、肉苁蓉以温肾壮阳，入枸杞子以滋肝肾之阴，入山萸肉以收敛固摄。

八、病脉分类及主病

按照阴阳的原则，王雨三老先生采用对比、归类的方法来研究二十八脉，提纲挈领，实用性极强，值得学习。

（一）病脉分类

浮候之脉可分为阳脉、阴脉两大类。

《治病法轨》云："浮芤洪大革，皆浮候之阳脉。"这些脉象有相同的特点，浮取就能得，形体相似。"濡虚散，乃浮候之阴脉，亦形体相似也。"

即浮取之阳脉：浮、芤、洪、大、革；浮取之阴脉：濡、虚、散。轻取可得之脉，若感觉应指明显，就可把濡、虚、散脉排除，从"浮、芤、洪、大、革"里面找。

学习脉法就要先从整体来辨，不要把二十八个脉一股脑装进来。先从宏观上判断，再进一步微观辨析。正如《黄帝内经》所说："察色按脉，先别阴阳。"这是非常重要的思维方法。

再来看"弦、紧、实、长、滑、数、动、促"，形体相似，皆属于阳脉，应指比较实，故属阳。而"沉、伏、牢、弱"，形体亦相似，属于阴脉。"细微与短，结代与涩，迟与缓，形象亦均相似，皆阴脉也。"

这些脉象"相似而实异"，且主病不同，需要细辨。

（二）各脉主病

历代医家对病脉皆有详细论述，有心于中医者，应当多研读经典。现为方便学习，融合各家之观点，对二十八脉进行简要介绍。

《治病法轨》云："**浮脉**举之有余，按之不足，主表分之脉。如有别脉相兼，则主病各异。李士材《脉诀》云：浮脉主表，腑病所居，有力为风，无力虚寒。浮迟表冷，浮数风热，浮紧风寒，浮缓风湿，浮虚伤暑，浮芤失血，浮洪虚火，浮微劳极，浮濡阴虚，浮散虚剧，浮弦痰饮，浮滑痰食。"

李士懋老先生认为，传统浮脉实际上有两层含义：一是指部位，只要是轻取即能诊得的脉，皆可称为"脉浮"，包括虚脉、革脉等；另一种是指具有严格界定的独立脉象，称为"浮脉"。

"**芤脉**浮大而革，按之中央空，两边实，主失血之候。"

"**洪脉**指下极大，来盛去衰，主阴虚火旺之候。**大脉**浮洪而散，按之无力，主阴虚之候。"

"**革脉**弦大而芤，如按鼓皮，主精血耗损之候。"

"**濡脉**浮软无力，主水火两亏之候。"

"**虚脉**浮大而空，主气血不足之候。"

"**散脉**散漫不聚，主卫阳散失之候。""卫"主保卫，气属收敛，最后一点气散掉，往往比较严重。

以上皆属浮候之脉，故脉浮主邪在表，或里热外淫，亦主正虚。

"**沉脉**沉在筋骨间，主在里之病，视兼何脉，即主何病。李士材《脉诀》云：沉脉主里，为寒为积。沉实积滞，沉弱气郁，沉迟虚寒，沉数热伏，沉紧冷痛，沉缓水蓄，沉牢痼冷，沉实热极，沉微阴寒，沉细痹湿，沉弦饮痛，沉滑宿食，沉伏吐利，阴毒积聚。"

沉弱考虑气郁，阳气散不出来，很多女生表现为这种脉象，所以针对这种脉象逍遥散用得比较多。"沉迟虚寒，沉数热伏。"《伤寒论》中讲到，"厥深者，热亦深"，手足凉却摸到沉数脉，不要把它当作寒证，要用白虎汤清其内热。"沉紧冷痛，沉缓水蓄，沉牢痼冷。"一般牢脉都要考虑到癥瘕积聚，固定不移，里面有形，外面现象。

李士懋老先生认为，沉脉和浮脉一样，也包含两层意思：一是指部位，凡重按至筋骨乃得之脉，皆可称为"脉沉"；另一种是指具有严格特征的"沉脉"。

"**伏脉**重按至骨始见，主阴寒凝结之候。"

"**牢脉**沉而坚硬，主阴有余而阳不足之候。"

"**弱脉**细软无力，主气血两亏之候。"

"**弦脉**端直如弦，主水饮，又主肝木太旺之候。"

木曰曲直，不直则曲。肝气郁滞，脉象则转柔为弦硬。人生气时，身体也同样变得僵硬不柔软；痛则不通，不通则气血瘀滞；痰饮属水为阴，易阻滞气机，这些情况皆可表现为弦脉。

"**紧脉**弦而有力，绷紧之象，主积寒之候。"

紧脉的主要特征就是左右弹指，不拘于指下一定部位，古人喻为"转索"。李士懋老先生认为，所谓"转索"，是指脉的搏动，左右弹指无定处。因传统绳索是多股绳子拧在一起，形状如麻花。当绳索转动时，因凹凸交替更迭，切之则左右弹指，即脉不恒在一处搏动。紧脉的脉位是不定的，浮、沉位皆可见；至数也可迟可数；脉力因虚实不同而可强可弱。当细细体会。

"**实脉**浮中沉皆有力，主实邪盛极之候。"

临床出现实脉，说明人体正气较充足。正邪相争，力量相似，就会打得很激烈，如果正气太虚就不会有这种表现。

"**长脉**过于本位，主阳气有余之候。"

临床常见身体强壮者，比常人的脉要洪，要有力量，脉形比较长。但有些人体质不强壮，脉形却特别长，尤其是寸脉，这说明阳气升发太过。如果有高血压病史者出现这种脉，则提示可能会出现脑出血等疾病。

"**滑脉**往来流利，主痰食内积之候，实火之证亦有之。"

"**数脉**一息过于四至，为阳热之候。"

李士懋老先生认为，数脉重在脉象，而非至数。《内经》中描述数脉之象为"脉流薄疾"。薄，迫也；疾，迅也。脉来去疾速、急迫，就是数脉。在《伤寒论》中有"寸口脉沉而迟，关上小紧数"的记载，而人体心跳是统一的，不可能出现三部脉率不一致的情况，故以"象"来论数脉的观点是符合临床实际的。

《治病法轨》云："数脉本属于热，然元气虚极，阳气将亡，往往亦见浮数且散或细数无根之脉，此皆虚寒之极，亟当温补，切忌寒凉。"人体本是"阴平阳秘"，当人身最后一点真阳散掉之后，也会出现数而无根的脉，要仔细辨别。不可见到数脉就认为是热，若妄用苦寒，后果不堪设想。因此，我在临床上首先摸脉是有根还是无根。如果无根，要小心多是虚证。即使显出一种实象，也要考虑到有虚的情况。

"**动脉**厥厥动摇，为阴阳不接续之候。"

"**促脉**数时一止，为热极之候。若见短促，为真阴虚极之证，切忌寒凉。"

"**迟脉**一息不满四至，主阴寒之候。"

李士懋老先生认为，迟数脉的确定同样应以脉象为依据，而不重在至数。一脉三部，至数必然一致，但脉象可各不相同。另外，迟脉与涩脉的共同点是来去皆迟慢艰难；不同点是涩脉搏起时的振幅小，而迟脉搏起之振幅不小。

还有一点要注意，迟脉主寒，但是若阳气被抑于内，或湿热内伏，亦可见沉缓之脉象。此时要清泄不可温补。所以临证要懂得"变"，要"八面玲珑"，不可求"一劳永逸"。如《伤寒论》有个"四逆散"，四肢厥逆，就是如此。我们顺便讨论一下厥证，学习《伤寒论》厥阴病篇不要单纯认为其只是讲厥阴病。仔细看，林亿在汇集的时候在后面附了几个小字，"厥利呕哕附"，所以这一篇的内容非常复杂。张仲景在厥阴病篇里列举了一系列引起厥证的类型。阳气被外邪抑制于内，就是四逆散证；"厥深热亦深"，白虎汤证；因寒邪壅聚于上焦而造成的阳气不能布散，属于实寒的瓜蒂散证；麻黄升麻汤证；阳虚引起的当归四逆汤证、当归四逆加吴茱萸生姜汤证、四逆汤证；因湿饮导致的茯苓甘草汤证；乌梅丸证。将这些厥证放到一起来相互参看，就会感觉妙味无穷。所以在学《伤寒论》的时候，不要死记硬背，将这些相似的条文对比研究，会理解得更深入。唐代孙思邈就提示了我们"以方类证"方法。

"**缓脉**不急不徐，为夹湿之候，又为胃气之脉。"

"**细脉**细直如丝，主气血亏损之候。"

"**微脉**极微且软，主虚极且寒之候。"

"**短脉**不及本位，主气虚之候。"

"**结脉**缓时一止，主阴寒凝结之候。"

"**代脉**动而中止，亦主气血不接续之候。"

《康平本伤寒论》的炙甘草汤条文中多了三个字"解而后"，"伤寒解而后，脉结代，心动悸，炙甘草汤主之"。由此推断，此条可能是发汗过多，伤及体内正气和津液，因此出现结、代脉。炙甘草汤是滋阴的重要方剂，由桂枝汤加减变化而来。方中芍药酸甘化阴，但单用芍药滋阴力量不足，故加人参、麦冬、阿胶、麻仁，加大滋阴力量，以应对这种病证。

涩脉往来蹇涩。

李士懋老先生认为，"往来蹇涩"不是指脉的来去艰难迟慢，而是指脉搏起之振幅小。这是因为人体气血被邪滞涩，或气血虚衰，运行无力，不能鼓荡、充盈血脉，故出现蹇涩之象。"往来蹇涩"就是振幅小，这一观点值得参考、实践。

九、慎斋脉学

明代周慎斋所撰《医家秘奥》是慎斋学派的奠基之作，由其后世弟子点校而成。全书文字不多，但字字珠玑，义理深远。尤其是对脉象的缜密分析及对相应内伤杂病的阐述发挥，均是临床实践的精华，是一部难得的脉学专著，值得研究学习。周慎斋老先生总结其一生之临床经验，将各种脉象、主病与治法提炼、归纳为78条，对临床通过脉诊进行灵活辨证具有非常重要的启发作用。清代陈嘉璴对其进行注解，义理甚为明晰。但苦于文言表述，为接引初学，根据己意浅释之。希望大家还是要去精读原本，所谓"读书百遍，其义自见"。

1. 凡脉左手血中之气，右手气中之血。

第一条，前面学习过。脉左手为血，但血中有气，才能够升发，故左主升。左手寸、关、尺三部脉，分别对应心、肝、肾。肾水生肝木，肝木生心火，它们之间有相生的关系。"肾为藏精之所，其中有真气存焉，若无此气则为寒精死水，焉能生育哉。故知血部之脉必得气而后调也。"

右手为"气中之血"。右手主气，气属阳，而阳的特点是升散，其能肃降要靠依附于阴液。右手三部脉对应的是肺、脾胃、命门，同样存在相生的关系，火生土，土生金。肺主肃降，通调水道；胃主降浊；命门藏火。"命门虽属火，然无血以养之，此火必腾焰燔燎而无制"，表现为痰热、喘咳、面红耳赤等。临床上虚损、劳瘵等病，"皆由肾经水少致命门火焰上升"。因此"知气部之脉，必得血而后成"。

理解脉象的时候要重点抓住气和血。须注意，左尺脉对应的是肾水，右尺脉对应的是命门，心火要封藏于命门。

2. 左手寸心脉旺，右手尺命门脉亦旺，是心君不主令，而命门相火代之矣，宜六味地黄丸主之。如单左寸旺，为肝盛生心火，生脉散加茯神、远志、酸枣仁。相火上入心部，宜壮水制火。心火旺，清而敛之。心火盛，敛而下之。相火盛，养而平之。

第二条，假若左寸脉旺，且右尺脉亦旺，此种病理状态是"心君不主令，而命门相火代之矣"。心为君主之官，无为而治，清虚而灵。突然脉旺，说明命门相火不得封藏而上犯君火。此时不要仅仅盯着心火来治疗，而是宜壮水以制火，应用六味地黄丸来封藏相火。故云："相火盛，养而平之。"

若单纯左寸脉旺，则为肝火太盛，影响了心火，这时用生脉散加茯苓、远志、酸枣仁。生脉散的组成为人参、麦冬、五味子，收敛肺气，引火下行。酸枣仁、远志清心降火，有降少阳之功，茯苓具有安神之效。

单纯"心火旺，清而敛之。心火盛，敛而下之"。此处"心火旺"比"心火盛"之热势更显著，故用苦寒折其热以清之。若仅是"心火盛"，则以甘寒之润药敛之。此是提示同样有"心火旺"的表现，病机不同，采用的治法就有差别。临床用药的细微之处需要细心体悟。

3. 右手寸肺脉旺，左手尺肾脉亦旺，清肺为主，生脉散加当归。如单左尺旺，六味地黄丸。如单右寸旺，当清肺。以金被火克不能生水，水涸火起。

第三条，"右手寸肺脉旺"而"左手尺肾脉亦旺"。左尺对应肾，主藏精。肺的常脉是浮涩而短，今旺说明是"金被火克不能生水"。左尺亦旺，是肾阴虚火旺。肺金生肾水，"虚则补其母"，故治以清肺为主，用生脉散加当归。生脉散敛肺以降，当归滋阴、柔肝肾。

如单纯左尺脉旺，是肾阴虚尤疑，用六味地黄丸养之。单纯右寸脉旺，为金被火克，以清肺为主。若不及时治疗，水涸火起，就会出现"肾脉亦旺"。

临床上，周慎斋老先生对于上焦有火之证，善用生脉散引火下行，而非一味地清火，值得玩味。

4. 两尺脉肾与命门俱旺，生脉散加当归，滋木以及水也，兼六味以养之。

第四条，肾常脉沉濡而滑，"两尺俱旺，则必兼浮大而硬"，是为肾阴虚而失封藏之职，阳气外浮，要以阴来镇之、养之。故用生脉散以补肾之母，肺水得下，"天一生水"；兼用六味地黄丸养阴补肾。

5. 左尺旺，六味地黄汤。左右尺俱旺，亦六味地黄汤。

参看上一条，左尺脉旺或左右尺俱旺，均为阴虚火旺，以六味地黄汤养之。

6. 右尺微细，八味地黄丸。左右尺皆微细，亦八味地黄丸。

第六条，右尺脉微细，则示命门火衰，用八味地黄丸（金匮肾气丸），即六味地黄丸加附子、桂枝以生气。如左右脉皆细，亦是肾阳不足，也用八味地黄丸。后世医家在张仲景八味地黄丸的基础上演化出了很多类似的方子，比如左归丸、右归丸等。

7. 寸脉旺，两尺微细，六味地黄丸。阴水不升，阳火不降。

第七条，上焦阳气不降，君相二火交动，阳不得秘藏则尺脉微细，故用六味地黄丸引火下行。方中山萸肉、五味子均以降为主。

8. 两寸脉浮而无力，宜补上焦，用补中益气。上焦元气足，其火下降。

第八条，两寸脉浮而无力，说明上焦虚，宜用补中益气法以补上焦，补中益气丸、八珍汤、四君子汤等均可酌情变通应用。待上焦元气充足，肺胃肃降，火自随降。有些人经常长口疮，若脉象为虚象，万不可清，须补。

清名医陈嘉璝在注解里讲："补阳补阴，医家两大法门，都要在脉上讨分晓，而以活法行之也。"

9. 两尺浮而无力，宜补下焦，用六味地黄丸。下焦元气足，其气上升。

第九条，肾主封藏，不应上浮。两尺脉浮而无力，是虚阳浮越之象，故用六味地黄丸（金匮肾气丸亦可）。待下焦元气充足，气自然会上升。

10. 寸属上焦，无力属虚，浮者气虚不能降下也。

第十条，寸脉浮而无力，说明气虚不能降下，应补中益气。参见第八条。

11. 尺候下焦，无力阴虚，浮者阴虚，不能上升也。

第十一条，与第九条对应。浮而无力为阴虚。陈嘉璝云："阴既虚，则精志不能收摄，势必滑而下泄，或为失血，或为遗精，岂非阴虚不能上升乎？"故用六味肾气丸藏之。

12. 两寸洪而有力，为火在上焦，宜降火，凉膈散、黄芩芍药汤、导赤散。

第十二条，两寸脉洪而有力，为实证。在上焦宜降火、清火，用凉膈散、黄芩芍药汤、导赤散，以清（心、肺火）为主，"实则泻之"。

13. 两尺洪而有力，火在下焦，宜滋阴，黄柏、知母之类。

第十三条，如两尺脉洪而有力，说明火在下焦，宜滋阴清火，用黄柏、知母之类。

14. 两寸豁大无力，宜大补。

第十四条，"两寸豁大无力"，即轻取浮洪而有力，重按则无力，是虚证。故以补为主，急宜用大剂参、芪以补之。理同第八、第十条。

15. **两尺豁大无力，宜升阳散火汤。**

第十五条，两尺脉豁大无力，为虚。虚阳外越，似应重补肾阴为佳。此条存疑。

16. **寸脉微细者，温补。**

第十六条，寸脉微细，上焦阳虚，应温补。可用理中汤类加减。

17. **尺脉微细者，温暖。**

第十七条，尺脉微细，是阳虚，宜温暖。参看第九条"两尺浮而无力"，是阴虚，用六味地黄丸补肾水。《伤寒论》"脉微细"亦是少阴阳气不足。

18. **尺脉浮沉俱有力，宜下；无力则为虚，宜补。**

第十八条，"尺脉浮沉俱有力"，说明下焦有实邪，故宜下之；无力为虚，宜补，肾气丸类可用。这是法则。

19. **寸脉浮沉俱有力，宜汗；无力则为虚，宜升。**

第十九条，"寸脉浮沉俱有力"，为太阳伤寒之脉，宜汗；无力为虚，虚则宜升，补中益气类可用。若见无力之脉而误用汗法发散，则更虚其表。

20. **寸脉细微，阳不足，阴往乘之，补中益气汤加羌活、防风。**

第二十条，寸脉细微，为上焦阳不足，用补中益气汤温补阳气。"阴往乘之"，故加羌活、防风等风药以祛湿。

21. **两尺洪大，阴不足，阳往乘之，补中益气汤加黄柏。**

第二十一条，阴精不足，阳气下陷，故两尺脉洪大。补中益气汤资其化源以生阴，黄柏清其郁热。《内经》云："夫脉者……大则病进。""大"有虚弱之意。参见第十三条，"两尺洪而有力……宜滋阴，黄柏、知母之类"。或补、或泻，需要仔细推敲。陈嘉璘言："阳不足，则用补中益气汤是矣，扶阳即所以抑阴也。若阴不足，亦用补中益气汤者，盖其眼目全在阳往乘之四字上，其人寸脉必不浮也。"此说可参考。

22. **左脉弦滑有力，热不退，四物汤加黄柏、知母、柴胡之类。**

第二十二条，左脉代表阴血，其弦滑有力说明血分有热，故用四物汤滋阴血，知母、黄柏、柴胡清血热。

23. 右脉弦数无力，补中益气汤。或补脾阴不足，四君子加山药以主之。左病右取，右病左取，上病下求，下病上求。

第二十三条，右脉应气，其弦数无力，为阳气虚，所以用补中益气汤以补气。很多人见到弦数脉就用清法，而此用补法，皆从脉之无力着眼，实为超人一等。另外，由于脾胃阴虚，胃不敛降，以致阳气不得肃敛，亦可用四君子汤加山药补脾阴以敛阳。

临床上，宜"左病右取，右病左取，上病下取，下病上取"，气血、阴阳的关系要仔细思考推敲。人体上下左右，气血阴阳，本为一体。脉理就是医理。

24. 左尺浮紧有力，伤寒宜解表，汗出即愈；但有力不紧，清心莲子饮或五苓散以利之；无力则为虚，六味地黄丸；沉实为寒宜温；沉迟为虚宜补，故纸、肉苁蓉、锁阳、大茴之类，当消息用之；沉弱微则为虚，不宜直补，所谓补肾不若补脾，正与此同。或十全大补汤佐以补肾之味；沉数阴中无阳，八味地黄丸。

第二十四条，"左尺浮紧有力"，为太阳伤寒之脉，左尺应膀胱腑，故以麻黄汤解之。王雨三老先生说："盖人迎者，左关也。左关是肝，为风木之脏。左尺膀胱，为寒水之脏。风入于肝，寒入于膀胱，乃同气相求，物与类聚之义。"膀胱对应寒水，所以寒邪应左尺脉；风邪对应肝，应左关脉，皆为同气相求。温热之邪首先犯肺，入里则阴虚，伤营、伤血。"气口者，右关也。右关属于脾胃，为中央之土。四旁有病，必及中央，故热邪入胃腑，有燥屎，乃可下。"阳邪在上，脉洪大。阳气宜潜下为顺，所以大承气汤被称为"泻下存阴第一方"。若用温热药发汗，正是"桂枝下咽，阳盛则毙"。"又，膀胱于左手候之，邪从足太阳膀胱经而入，故左脉盛。毛孔者，膀胱之门户也，是以仲景治法，脉浮为邪在太阳表，则汗之；脉沉弦为邪在太阳腑，则利之。胃与大肠于右手脉候之，故右关沉滑且盛，是热邪入于足阳明（大肠）胃腑，唯有下之以开后门而祛之为最易也。"脉浮为邪在太阳之表，宜汗之，用到麻黄汤、桂枝汤等。脉沉弦，邪在太阳腑，则利之，用五苓散。五苓散中，桂枝升发阳气，茯苓、猪苓、泽泻利水渗湿，白术健脾利湿。五苓散证的病机是膀胱蓄水。《伤寒论》提到过发汗后，脉浮，但烦渴，就要用五苓散。另外痞证里面也讲到了，泄下、发汗后出现痞证，按照常规用泻心汤治疗，痞证反而不解，且有烦渴，依然用的是五苓散。这就是水饮之邪在膀胱，造成水液代谢出现障碍所形成的痞证。"况左为心、包络、肝、胆、肾、膀胱、小肠、属血，血为阴。左脉盛即是阴盛，左脉虚即是阴虚。右为肺、膻中、脾、胃、命门、大肠、属气，气为阳。右手脉盛，即是阳盛，右手脉虚，即是阳虚。且汗为血液，左手脉虚，即是血液虚之，岂可汗之以劫尽其血液乎。胃为中土，万物所归，各经之热邪入里，无不归及于胃腑，胃腑实热，必右关脉滑盛，故下之以泻阳存阴。由此观之，以左右手脉之虚盛，而决汗下，岂非确切不移之至理乎。"

"有力不紧"，说明没有寒象，而是风火交煽，故用清心莲子饮补中而兼清热，或用五苓散导火下行。若左尺浮而无力，为虚。仲景云，尺虚不可发汗，"以荣气不足，血少故也"，宜六味地黄丸。如果沉实，为寒，宜温；沉迟，为虚，宜补，可酌情选用补骨脂、肉苁蓉、锁阳、大茴香之类。

如果尺脉，尤其是左尺脉特别微弱，不要直接补肾，宜用补脾之法。肾气太弱，水液上泛，影响脾胃运化，补脾以克肾水，中焦化源不绝，则肾水可得归藏。故用十全大补汤佐以补肾之药。如果尺脉沉数，说明是阴液不足而生虚热，宜用八味地黄丸封藏之。

25.右尺浮而有力，系邪脉，后必喘促泄泻而亡。浮而虚，补中益气汤；沉而迟弱无力，命门无火，宜大补阳气；数为虚损，难治之症。

第二十五条，右尺脉对应命门，命门之火应密藏，不宜外泄、浮升。若火升腾于外，必将消耗阴液。累及肺阴，则导致喘促；耗伤真阴，必泄泻而亡。如右尺脉浮而虚，为阳不得敛，宜补中益气。中气充足，肃降有力，则可恢复。右尺脉沉而迟弱，且无力，说明命门无火，宜大补阳气。如现虚数脉，多是虚损、劳伤，预后较差。

陈嘉璂言："真精既尽，邪火内燔，已烁及骨髓矣。虚损实由于此，治之将安治乎？益见人身根本在于命门，平日当宝惜精元，弗致病势已成，而徒乞灵于草木也。吕祖云：真精送与粉骷髅，却向人间买秋石。读之可为惕然。"

26. 右尺洪而有力，六味地黄丸；无力，十全大补汤；沉细，八味地黄汤。

27. 左尺沉细数，亦用六味地黄丸。两尺浮大，肺气先绝，金不生水，故尺浮大。

第二十六、二十七条可对比来看，右尺脉洪而有力，为阴不敛阳，命门之火浮越，故以六味地黄丸敛之；左尺脉沉细数，为阴液不足，虚热内扰，亦用六味地黄丸养之。右尺脉洪而无力，中焦虚弱，气浮而不敛，宜用十全大补汤补气以敛。若出现右尺脉沉细，说明阳气已伤，故用八味地黄汤。

如两尺脉浮大，火不得藏，必上灼肺液。肺气绝，是金不生水，水液不足。

28. 左尺微细不起，右尺带数或浮大，病名虚损，调理二三年方愈。

第二十八条，"左尺微细不起，右尺带数"，为虚损难治之症，须调理两三年方可痊愈。出现了这种虚损的脉，调理要有耐心。《素问·五常政大论》云："化不可代，时不可违……无代化，无违时，必养必和，待其来复。"所以中医治病从根本上讲，只是起到辅助作用，关键还在于"养"。所以"大毒治病，十去其六；常毒治病，十去其七；小毒治病，十去其八；无毒治病，十去其九；谷肉果菜，食养尽之"。

陈嘉璸指出："盖一年之间，五脏各有得令之时，如春木旺，夏火旺，长夏土旺，秋金旺，冬水旺，能于此处着意，则五脏遂有相生之益。调二三载，而五脏始坚牢无患。若欲责效于一时，或行某令而不知自和，某脏贼邪必乘虚而入，反有戕贼之害，焉能相益哉，欲病之全瘥难矣。"

29. 凡浮大之脉，见于右尺者，俱是假火，按内伤施治。

第二十九条，凡右尺见浮大脉，皆是真阳浮散，封藏不住，故为假火。按照内伤施治。

30. 凡虚损痨病俱见于右尺，伤风外感俱见于左尺。左尺不见太阳，内伤劳役无疑。

第三十条，凡虚损病，皆通过右尺来检验，参见第二十八、二十九条；伤风外感通过左尺来判断，参见第二十四条。"左尺不见太阳"，排除外感风寒之邪，则为"内伤劳役无疑"。《伤寒论》中张仲景系统地总结了外感风寒之邪侵袭人体的变化，太阳病篇除了表证以外，剩下的都可以算是治疗内伤之法。

31. 脉沉而有力，大便秘者，用承气汤；沉而无力，大便秘者，芎归枳壳汤。

第三十一条，如脉沉而有力，且大便秘结不通，用承气汤；如沉而无力，且大便不通，而内无有形之物停滞，可能是阴液不足，或者是气滞，用芎归枳壳汤，以川芎、当归润燥益血，以枳壳调气，使气血流通，不治便而便自通。

32. 凡脉沉而带数，阴中伏火也，宜泻阴中伏火，六味地黄丸之类；豁大无力，阴气犹未绝也；倘豁大有力，三月后必亡不治，泄泻见此脉者，亦不治。

第三十二条，脉沉而带数，说明是阴中有伏火。此火非真火，乃耗阴之火也，宜用六味地黄之类。如脉豁大无力，是阳气升散而无根，但阴气未绝。当出现了豁大有力之脉，是阴气已绝，不久后必亡而不治。《伤寒论》里讲，如果出现泄泻，脉弱者当痊愈。此处虽现腹泻，但脉是浮的，说明阴阳已离绝，很难挽回。可参看第二十八条。

33. 凡杂病、伤寒老人，见歇至脉者，俱将愈之兆。惟吐而见歇至脉者死。

第三十三条，凡杂病、伤寒的老人，见到歇至脉是好现象。一般我们认为，若现结、代脉，不是佳兆，这里却提出是好现象，值得注意。原因是老人身体较弱，出现这种脉说明老人的阴阳、气血开始充盛，但还没有完全平衡。可能是气足了而血不足，或血足了但气不足，所以才现此脉象。如兼有呕吐，是中气衰败之象，预后不良。

34. 胃脉见豁大，保元汤加麦冬、五味子。见于脾脉，保元汤加干姜、白术。见于大肠脉，八珍汤加黄柏、知母。见于肺脉，八味地黄丸。见于小肠，六一散或车前子、木通等药。见于心脉，大补阴丸。见于肝部，四物汤加柏、母。见于胆部，黄连泻心汤。

第三十四条，胃脉见豁大无力，用保元汤加麦冬、五味子。保元汤为李东垣所创制，"蜜炙黄芪三钱至六钱，人参三钱至一两，炙甘草、肉桂春夏二、三分，秋冬六、七分"，大补中焦之气，加麦冬、五味子滋阴。见于脾脉，用保元汤加干姜、白术。如见于大肠脉，用八珍汤加黄柏、知母。见于肺脉，用八味地黄丸。见于小肠，用六一散或车前子、木通等药。见于心脉，用大补阴丸。见于肝部，用四物汤加黄柏、知母。见于胆部，用黄连泻心汤。这些治疗法则值得学习体会。

35. 凡豁大之脉，须沉缓可治，沉则胃不绝，缓则脾不绝；倘非沉缓，药必不效。

第三十五条，凡豁大之脉，见沉缓则脾胃之气不绝，此是对"有胃气则生，无胃气则死"的注解。

36. 凡脉豁大，外有火；沉细，里有火。六脉俱有火者，宜八珍汤和之。

第三十六条，脉豁大，为阳气浮越于外，故云"外有火"；沉细，为阴不足，虚火内生，故云"里有火"，辨析至微，值得细研。

陈嘉璲言："脉见豁大，阳已脱空向外，为无根之火，则为壮火。《经》曰：壮火食气。非惟不能固护元阳，而元阳反为所蚀，不久变为有力之脉，虽欲敛阴，阴以无根，不效一也。若内见沉细之脉，细与缓不同，缓为荣血有余，细则阴精枯竭，亦能生火内烁真阴，不久变为细数，即成虚损，无药可治，不效二也。以上或在外豁大，或在内沉细，俱为难治。唯六脉俱有火者，所谓豁大而沉缓，此则阳虽外向，阴尚充足，当以八珍汤和其内外，使阴阳得补，气血自安，然后求其孰有孰无，以为善后之计耳。《经》曰：有者求之，无者求之。豁大之脉，前后再三调停，斟酌如此。人可不于未病之先，思宝其气血，岂可于既病之后，而妄施汗下，以两损其阴阳，致内外既伤，病邻虚损，不可救矣。"

37. 凡诸脉，不大不小，不长不短，无数短、紧细、豁大，易治。

此条说明脉象与疾病预后的关系。

38. 浮沉迟数弦紧洪，有力为实，无力虚。狂言乱语沉细死，无言无语缓莫疑。

第三十八条，不管什么脉，有力为实，无力为虚。临床上脉有力和无力是鉴别虚实的标准。如果见洪脉而沉按无力，同样是虚。"狂言乱语沉细死"，沉细的脉本是虚脉，如果见于狂言乱语的实证，那必然是一种阴阳离决的表现；"无言无语缓莫疑"，若是无言无语的虚证，脉证相应，则问题不算大。

39. 凡病，前宜表里和解及归脾，再调气血痰。任意治之，不外参、苓、芎、归，再加术、草、芍、地，应陈皮倚着八珍用。

陈嘉璲言："夫人百病之生，有在表者，有在里者，见表治表，见里治里，犹易也，惟表里夹杂之症，最难详悉。故表有余而夹内虚，则解表之中必先固里，恐中气不足，汗泄遂脱。又有内虚症，纯是不足，急当用补者，而其中带一二分表症，倘不于补药内略兼散邪，则邪气得补而遂锢，乘虚内攻，耗血生痰无所不至，病遂久而不能愈矣。故于治病之初，必审其里虚、里实。

实者无论矣，倘里虚当补之症，其间夹杂一二分外邪，必于补药中加一二味和解之药，使外邪尽去，然后专一调理，其内方为无患。故东垣补中益气汤，用六味补元健脾之药，而加升麻、柴胡，以祛其未尽之邪，正是此意。东垣自注云：有虚人不任解散者，可用此方。此即表里和解及归脾汤之义也。然后再审其孰有孰无而治之，谓气虚则补气，血虚则养血，有痰则消痰是也。至调和气血之法，不外参、苓、芎、归，参以补元，苓以利水，芎、归以活血。若欲调里，益脾无过术、草，滋阴无过芍、地而已，合之则为八珍汤也。而虚人往往有痰，故八珍大补之中，略加以陈皮利气，斯为善治耳。按芎、归、芍、地乃血分药也，而芎、归味辛善行上部，故慎斋采之以补气；参、苓、术、草乃气分药也，而术、草善补脾阴，故慎斋采之同芍、地以补阴。从前未经道破，得慎斋错综变化，更觉其中理趣之妙。"

40. 凡脉浮大数，或两手浮大数，或轻按浮，重按虚小，或肾脉重按无力不清，皆中气不足。微紧、微弦、微数，皆系脾胃不足。

陈嘉璷言："浮大有力为外感，浮大无力则为内伤。故仲景曰：平人脉大为劳。又曰：浮大为血虚。以营血空虚，内无所守，故阳气外散而发热，上攻而头痛也。况又有尺虚不可发汗之戒。此而重按无力不清，非中气不足及血衰之故软？若误用发散之药，而其汗不出，则发热头痛更甚，以血少不能酿汗也；设大汗出，则阳气又随之而去矣。毫厘之差，千里之谬也。"

41. 凡脉沉迟冷汗出，险；沉细冷汗出，死；洪大冷汗出，立死。

第四十一条，将人体的亡阳过程与脉象相结合以示预后。先是沉迟，后是沉细，最后是洪大。

42. 如脾脉顿数，肾脉重按无力不清，外无表症，宜补中益气。尺脉大于寸脉，阴盛阳虚，宜汗。寸脉大于尺脉，阳盛阴虚，宜下。尺脉浮而有力宜表，无力补中；沉而有力滋阴降火，无力地黄丸之类。

第四十二条可与第四十条合而参看。尺脉浮而有力，为外邪犯表，宜解表；浮而无力是中气不足，宜补中；沉而有力，宜滋阴降火，可选用大补阴丸；沉而无力，宜用地黄丸之类。

43. 凡脉洪滑系阳脉，无痰则为富者脉，洪大、浮大俱为病脉。沉细系阴脉，沉迟寒，沉数热，倘沉实、细、数俱为病脉。

第四十三条，命运与脉象的联系，来源于太素脉法，值得参考。

44. 左脉微弱，右脉豁大有力，方用六味地黄丸加五味子、干姜、益智。

第四十四条，左脉微弱，为阴血虚；右脉豁大有力，为火有余，故用六味地黄丸加五味子、干姜、益智仁，以温阳为主，脉豁大用五味子收敛。

45. 右尺大，君不主令，相火代之，邪火不杀谷，宜温火以生土，六味地黄丸加五味子、干姜、益智。

第四十五条，右尺脉大，为相火不藏，"君不主令"，与第二条相应，宜用六味地黄丸。此处又有消化不好，故加用五味子、干姜、益智仁。要注意前后条文相互参看。

46. 血证脉见豁大无力可延；短数、细数、紧数、豁大有力不祥。

第四十六条，失血则阳无所依，故现豁大无力之脉。若现短数、细数、紧数、豁大有力之脉，当是阴阳离决之危证，预后不祥。

陈嘉璛言："凡见血症，即是内伤中虚，虽挟火而来，其不足之症自在，故脉必以豁大无力者为吉。豁大者，如芤脉中空之类，血虽脱去，以后不相继而至；无力，虚火已熄，俱为佳兆，急以健脾养血为主治，未尝不可延生。如见短数者，短为气血不相续，不堪再吐；细数者，细为血分已衰，衰则骤难生长；紧数者，紧为血寒而凝，瘀血稽留，更加之以数，则火方炽不能遽止，三脉俱非吉兆也。设豁大中空之脉而有力，血虽不相继而至，然阳气已无所附，必至气短喘促而死。此四脉者皆不祥之脉，吉凶于此可判矣。以人身之阴阳，不可一刻相离，而邪火不可妄动耳。"

47. 凡身热有汗，俱属血分虚。若脉浮大无力，作阴虚治之必不效。

第四十七条，身热有汗，属血分虚。阴血不足，体内有热，蒸腾而出，故身热有汗，治宜滋阴补血。但若脉浮大无力而有汗，当作阴虚来治必不效。联系《伤寒论》第29条："伤寒脉浮，自汗出，小便数，心烦，微恶寒，脚挛急，反与桂枝欲攻其表，此误也，得之便厥。咽中干，烦躁，吐逆者，作甘草干姜汤与之，以复其阳。若厥愈足温者，更作芍药甘草汤与之，其脚即伸。若胃气不和，谵语者，少与调胃承气汤。若重发汗，复加烧针者，四逆汤主之。"第30条对此又作了进一步解释，两条其实可以看作是一个条文："问曰：证象阳旦，按法治之而增剧，厥逆，咽中干，两胫拘急而谵语。师曰：言夜半手足当温，两脚当伸，后如师言。何以知此？"后面就解释了，出现寸脉浮大，为虚，若再发表，则汗出阳脱。这时阳气不足，故仲景用甘草干姜汤大补中焦阳气。中焦充足，肺阳有源，则卫表汗止。

临床上有患者出现严重盗汗，吃很多治阴虚的药却无效。包括现在人长时间待在空调房里，则易出现盗汗。此是肺阳不足，可用甘草干姜汤温补中焦。王雨三先生也提到，盗汗当作阴虚来治无效，可用桂枝加龙骨牡蛎汤，再加黄芪、五味子。脉浮大无力而有汗，是表虚了，固摄不住了。若没有出现寒象，可以考虑用玉屏风散。若认为汗出、脉浮即是表证，贸然发汗，则亡阳。脉浮大无力，身热有汗，按阴虚治之，必无效。因为本来就是阳虚，一味滋阴则更伤阳气。故宜用补中益气汤。

48. 惟脉浮大有力者，六味地黄丸加人参，或作汤服。

第四十八条，是承接第四十七条。如果出现身热有汗，脉浮大有力，用六味地黄丸加人参以滋阴。这个是相对于脉浮大无力来看。

49. 下部见数，不得用干姜，宜附子升起；上部见数，宜用干姜，以其温中达下也。

第四十九条，尺部现虚数脉是下焦有热，不得用干姜，宜用附子以升气；上部见数，宜用干姜温中，气足则上焦郁热达下。同样是温阳的药，分辨得特别细致。《医原》云："宗气积于上焦，营气出于中焦，而卫气则出于下焦。"

50. 心脉洪大，命门脉不起，是为心之正脉，主富；匀净，主贵；沉小，亦是正脉；豁大，心包络少血，宜归脾汤之类。脉见短涩，俱是心包络不足。

第五十条，左寸脉特别大而有力，而且命门脉是平的，没有出现浮，此是心之正脉，主富。"匀净，主贵；沉小，亦是正脉。"如果出现豁大，为心包络少血，宜用归脾汤之类。脉见短涩，俱是心包络气血不足。

51. 肝脉弦长，脾脉缓，不唯无病，且富且贵。

第五十一条，肝脉比较弦长，而且脾脉出现缓象，为富贵之象。

52. 肝脉弦长，脾脉短，是为脾阴不足，宜山药、莲子、五味子之类；带数，中气不足，宜补中益气汤。

第五十二条，肝脉弦长，脾脉短，是脾阴不足、木克土之象，宜用山药、莲子、五味子之类以补脾阴；若带数，为中气不足，宜用补中益气汤。在临床上不可一见数脉就用清法，此处值得留意。

53. 脾脉缓，但肝脉或弦，或紧，或弦紧洪数，俱从肝治之。

第五十三条，正常脾脉本来就现缓象，为无病，但肝脉弦、紧或弦紧洪数，"俱从肝治之"。

54. 肺脉短涩，心脉浮洪，宜利小便。肺脉浮大，或豁大，或微细，虽心脉不平，亦当从肺治之。

第五十四条，肺脉短涩属常脉，而心脉浮洪，"故用利小便之药，引火从小肠泄去……火去而金自安"。肺脉浮大，为有火，宜清肺；肺脉豁大，为气虚；肺脉微细，亦为虚，俱从肺治。

55. 浮而有力，表实当汗；无力，阳虚当温。沉而有力，积滞燥粪当下；无力，阴亏当补。

第五十五条，"浮而有力，表实当汗"，如《伤寒论》太阳病篇中的很多浮脉。若浮而无力，为阳虚，当温。若沉而有力，多是实邪，积滞燥粪等，当下。若沉而无力，多是阴亏，当补。

56. 凡豁大之脉，俱是阳虚。

第五十六条，"豁大"指浮而无力，其本质是阳浮于外。

陈嘉璟言："浮而无力即为豁大之脉，才按即空，不能满指也。气虚难于周流，充灌不能温分肉而充肌肤，阳虚之甚也。用药即宜补阳，参、苓、芪、术之类，使阳气温和，则易于生长。"

57. 沉而紧数属热，脾阴不足也，四物汤加知、柏之类。沉而短数、细数，俱从内治之。

第五十七条，"沉而紧数属热"，是脾阴不足导致的虚热，可用四物汤加知母、黄柏之类。"沉而短数、细数"，属于内伤。

58. 脉见于右手不平者，莫作外感有余治。脉见于左手不平者，莫作内伤不足治。

第五十八条，太阳主表，外感的脉是左手浮而有力。如病脉出现于右手，则为内伤；病脉见于左手，须注意排除外感。可与第二十八条合参。

59. 左曰有余，右曰不足。

第五十九条，外感有余在左脉显出不平；右手出现不平时俱当内伤不足治，是承接前条。

60. 若脉浮大数，宜于气分中佐以血药。若沉细之脉，宜于血分中兼用气药。

第六十条，脉浮大数，属阳虚，故宜补气；而数易伤阴，故"于气分中佐以血药"。沉细脉代表的是阴液不足，故宜补阴血，兼用气药。此是"阳生阴长"之道。

61.人之为病，虽曰虚、实、寒、热四者，而多兼见焉。

以上皆论脉之变，下面论述常规脉，并指出很重要的一点：临证多见相兼脉。

陈嘉璈言："医者稍能识病，不过曰虚补、实泻、寒温、热凉而已，然用之多不效，其故何居？以其未明兼见之理耳。故有虚中夹实之症，即有实处藏虚之症；有外寒内热之症，即有外热内寒之症。又有上虚下实、上实下虚、上寒下热、上热下寒者；又有虚寒偏生、壮火实热反觉寒生。错综变化，虚实互呈，不易晓也。倘非具玲珑之心、活泼之眼，焉能如燃犀之照，使病无遁情哉。试观古圣立方，有人参与大黄同用者，有黄连、附子同用者，有发散药内用人参者，是皆寒热补泻互相效力者也。故病有万变，即当以万变之药应之。若补则专补，泻则专泻，所谓病热未除，中寒复起，寒症未去，热势已形。或补虚而忘祛邪，虚未回而邪已锢；或去实而失固本，实未去而本先倾。若此者，俱不知病之标本相兼者也。更有学用家传，物而不化，喜泻者不顾其人之强弱，举手便用硝、黄；喜补者毋论其邪之有无，动辄浼夫苓、术，自己僻病尚不能医，焉望其有活人之功耶。"

62.热则流通，凡浮、大、数者皆热也。

63.寒则坚凝，凡沉、小、迟、短皆寒也。

64.实则形刚，滑、弦、紧皆实也。

65.虚则形柔，涩、濡、缓皆虚也。

66.浮为在表，沉为在里，大数为热，小迟为寒，长为热流通，短为寒凝结，实为邪气实，虚为正气虚，弦紧为痛，短坚为积聚，濡缓为湿，缓大为湿热，滑为血实、为痰，涩为血虚有郁。

第六十六条，列举常规病脉的临床意义，且是针对第62—65条出现的相兼脉，进一步扩充思路。

67.凡右关缓而有力者，胃强脾弱，白术一钱，白豆蔻仁三分，甘草五分，陈皮五分，共为末，肉汤调服。

第六十七条，右关脉缓而有力，为胃火有余，胃强脾弱。白术、豆蔻、甘草、陈皮为末，肉汤调服。肉汤可以抑制胃强，白术、豆蔻健脾，这是药食同源的方子。

68. 凡细脉宜沉细而起，是为阳虚之渐。转沉而数，痨瘵不治之症，脉在中，不死。

第六十八条，虽是细脉，但还比较有力量，是阳虚的开始。如沉而数，说明不仅是阳虚，阴液也不足，即阳损及阴，阴阳两虚了。脉在中间，不浮不沉，此是"胃气有权……犹带中和之气，有不死之机"。

69. 弦脉，甘酸之剂皆可用，黄芪建中汤之类，甘草芍药汤。

第六十九条，弦脉，一般是肝胆的问题，甘酸之剂，如黄芪建中汤、甘草芍药汤等，皆可酌情用之。如《伤寒论》第100条："伤寒，阳脉涩，阴脉弦，法当腹中急痛，先与小建中汤。"

70. 洪脉，甘寒之剂皆可用，热邪所伤，三黄丸、调胃承气汤可也。

第七十条，洪脉，可用甘寒之剂。周慎斋很少用泻火的药，但此处为"热邪所伤"，属实热之邪，故三黄丸（黄芩、黄连、大黄）、调胃承气汤可用。

71. 脾胃缓脉，如得本经太过，湿邪所伤，除湿淡渗之剂皆可用，平胃加白术、茯苓，五苓散。

72. 涩脉，燥热所伤，甘温甘润之剂皆可用，异功加当归，四君子加熟地。

73. 沉细脉，寒邪所伤，甘热之剂皆可用，理中汤，四逆汤。寒甚者，理中加附子，益黄散，养胃丸。

74. 六脉俱弦，指下又虚，脾胃虚弱之症。

以上诸条，若脉证明确，皆可用。

75. 六脉沉紧，按之不鼓，膀胱胜小肠也，此火投于水，大寒之症，宜温之。

76. 脉沉厥，紧而涩，按之空虚。若洪大而涩，按之无力，犹为虚寒之症，况沉紧按之空虚者乎，是阴寒在内，中、下焦虚寒之极。

寒证则宜附子理中、四逆类。

77. 脉来缓而弦急，按之指下洪大，皆中之下得之，脾土受邪。

第七十七条，脉中取缓而弦，缓为脾脉，缓中见弦急，是木乘土；沉取洪大，是有余，亦为木郁乘土，宜清泻。

78. 脉大则无火，脉细则无水。

第七十八条，脉浮大无力，为阳虚，故云"无火"；脉细，为阴血不足，故云"无水"。

陈嘉璆言："人之有生，不过气血两端。气血者，吾身之水火也，皆中焦谷食所化，自无偏胜之虞，特以百病来侵，汗下过甚，遂未免有偏胜之害矣。有汗多亡阳者，有下多亡阴者，有汗下而亡其阴阳者，于何验之？于脉验之而已。故得大脉者，浮而大也，即知其伤气，为无火之象。盖大脉尽浮于外，似乎有余，而内中空虚，其实不足，三焦、命门之火已欲去矣，纵有身热烦躁等症，总是内寒外热，假热症也，此之谓亡阳。设得细脉者，沉而细也，即知其伤血，为无水之象。盖血足，脉中必见沉滑不散，今细脉虽于沉见，其实似有若无，非阴分大虚乎？阴虚则阳无依而外散矣，此之谓亡阴。总因医者不顾人之胃气，任意汗下以致如此，直至气血两伤，然后再议补救，晚矣。夫细脉人亦知其无水，大脉人多不知其为无火，慎斋指出言之，使人兢兢致慎，不可误认为有余，而再加汗散也。此条又提出水火气血言，以二者人之命根，有之则生，无之则死，不可不宝惜于平日，尤不可误泄于一旦也。以上为三结。

"历观诸脉，纷纭错杂，汗下攻补，寒热兼施，备极变化之妙。医家倘能循其准绳规矩，亦可升堂而入室矣。然予细揣语意，大抵从补处为多，以人身体十有九虚也。故古脉经中所指，如洪、大、实、长、紧、动诸脉，只言有余，未尝言其不足。慎斋则从有余处，委曲寻出不足来，非好事也，以人身之精神有限，而病邪之窃取无穷，倘不于虚处留神，待元气消亡之后安所措手乎？

故脉实症虚之说，处处皆具至理，不可不细心体会也。更于后结处，指出虚寒一条，以教人宝其阳气，再指出脾胃气血，以为人身生命攸关。谆谆告诫读者，幸毋辜负慎斋先生一片婆心也。"

第六章 《三因司天方》浅释

《三因司天方》原载于宋代陈无择《三因极一病证方论》卷五中。清代缪问注解发挥《三因司天方》而有单行本流通。后王旭高作《运气证治歌诀》。王旭高认为，16首司天方是陈氏独创还是来源于古方，不得而知。但龙砂医学流派传人顾植山教授及其弟子将之在临床广泛应用并取得惊人的疗效，足以说明其对临床的价值，值得我们深入研究。

缪问在序言中交代了其注解的立意、版本来源、思想背景等内容，对我们的学习具有非常重要的指导和启示作用。现将缪问序言中一部分精彩的内容摘录过来，一起学习。

"余弃举业，悬壶事亲。每读司天运气之说，几欲废书而叹。恨古人不立说著方，以为天地间一大缺陷也。后见吾邑姜体乾先生治病神效，读其方多至二十余品，心窃非之。然人所不能措手者，投剂辄效，殊难窥其底蕴也。后登堂造请，乃出宋板陈无择《三因司天方》以示。余始知先生之用药，无问内外气血，每于《司天方》中或采取数味，或竟用全方，然后杂以六经补泻之品。故其方似庞杂而治病实有奇功。于是录其全本而归……因率笔书论一十六首，虽文理荒谬，见笑大方，然论病悉本诸《内经》，议药尽归之《本草》，从无杜撰一语，遗害后贤。"

缪问给我们透露，自古研究运气理法的多，而有效之方药较少。名士江沅亦感叹："其说至详，然未有专方，后贤末由措手也。"后缪问碰到姜体乾先生，才有机缘接触《司天方》，并总结了姜氏治病用方的特色："无问内外气血，每于《司天方》中或采取数味，或竟用全方，然后杂以六经补泻之品，故其方似庞杂而治病实有奇功。"这里需要仔细留意。恩师顾植山教授曾反复强调，

"16首司天方，不是板方，是古人给的16个套路，应用之则千变万化"，实得姜氏学术之精髓。

"论病悉本诸《内经》，议药尽归之《本草》，从无杜撰一语，遗害后贤。"缪问之注解悉本《内经》《本草》，无杜撰一语，所以大家要对此书有信心。

为方便学习，我们把王旭高先生的运气方歌置于段前，对清代名医缪问注《三因司天方》的难点进行浅释，目的是站在前人的基础上，通过不同医家的解读，启发我们思考、研究《三因司天方》的内涵。

第一节　五运方篇

一、六壬年茯苓汤

茯苓、白术、厚朴、青皮、干姜（炮）、半夏、草果、甘草各一钱，姜三片，枣二枚。

> 茯苓汤青甘朴夏，炮姜草果枣姜加。

> 六壬之岁发生纪，木胜风淫土受邪。

病机：岁木太过，风气流行，脾土受邪。

症状：民病飧泄食减，体重烦冤，肠鸣，腹支满。甚则忽忽善怒，眩冒巅疾。

临床上肝风太过，脾土受邪，导致一系列飧泄、食减、腹支满等脾胃、肝胆的疾病，就有用茯苓汤的机会。茯苓汤含平胃散、二陈汤之方义。

缪问解说："肝木乘脾极矣，是当用肝病实脾法，以为根本之地。夫风淫所胜，治以苦甘。"这是说明病机。"白术、甘草，一苦一甘，以补脾之体，佐以草果、厚朴，辛香消滞，以宣脾之用，健运不愆，脏腑交赖矣。然土又恶湿，补之而不去其害，究非法程。"用白术、甘草补脾。"茯苓、半夏通利阳明，驱无形之邪，导之从小便下达，坤土资辛淡之品，而湿乃行，治脾之法尽乎此矣。"既健脾又祛湿。

临床上出现脾虚而导致运化失职，湿邪较胜，此方就可应用。脾虚用白术、甘草补之。茯苓淡味，半夏辛燥，通利水湿，此含二陈汤之方义。"16个方子就是16个套路"，如果拆开、组合，那就是无限个套路。

"但风淫所胜，宜稍犯之。青皮之酸，甘草之甘，所谓以酸泻之，以甘缓之是也。不涉血分，顾虑藏阴。"青皮酸泻，疏肝祛风，但未入血分，故无伤阴液之弊。自然界有一胜就必有一复，木气过盛，金气来复。故"合之炮姜，焦苦醒脾，且以制金之来复"。金气克木，木郁则"胁痛而吐"，"泄之缓之，已具备于诸药之中"。即青皮泄之，甘草缓之。"姜、枣调营益卫，治中所需。"整个方子"丝丝入扣"，值得推敲。

二、六戊年麦冬汤

麦冬、白芷、半夏、竹叶、钟乳、桑皮、紫菀、人参各一钱，甘草五分，姜三片，枣二枚。

> 麦门冬汤桑白皮，钟乳人参紫菀随。
>
> 白芷半甘兼竹叶，咳喘咯血此方推。
>
> 赫曦之纪年逢戊，火灼金伤肺病宜。

病机：岁火太过，炎暑流行，肺金受邪。

症状：民病疟、少气、咳喘、血溢、血泄、注下、嗌燥、耳聋、中热、肩背热。甚则胸中痛，胁支满胁痛，膺背肩胛间痛，两臂内痛，身热骨痛而为浸淫。病反谵妄狂越，咳喘息鸣，下甚，血溢血泄不已。

临床上，炎火横克肺金，肺气上逆，则现少气、咳喘之症；热迫血妄行，故出现血溢、血泄，累及大肠则注下；邪火上炎，则现嗌燥、耳聋、中热、肩背热等症；内攻心脏，则膺背、肩胛间痛，两臂内痛；与湿相合，外侵皮肤，则身热骨痛而为浸淫。

缪问解说："肺脏受烁可知，此而不阴阳并补，则金败水竭，火无所畏，多将熇熇矣。"因此须既清热又滋阴，否则火无所畏，金败水竭。"人参益肺之气，麦冬养肺之阴。张元素谓：参味苦甘能泻心肺之火，麦冬味苦兼泄心阳，且救金且抑火，一用而两擅其长。"人参和麦冬同用，润肺清热，补土生金，扶肺气肃降下行。此处应想到生脉散之方义。"复以钟乳，益气补虚，止咳下气，肺之欲有不遂乎。"钟乳石，性味甘温，有温肺气、壮元阳、下乳汁之效。"然肺为多气之脏，益之而不有以开之，譬犹不戢之师也。"前面几味药有补肺气之功，肺主宣发肃降，故用"桑皮甘寒，紫菀微辛，开其膹郁，更借其止血之功"。桑皮甘寒，紫菀微辛，两者配合有辛凉解表、透热外散之功。桑白皮还有止血之效。"再以半夏、甘草以益脾，虚则补其母也。"即补土以生金。"白芷辛芬，能散肺家风热，治胁痛称神。竹叶性升，引药上达，补肺之法，无余蕴矣。"既升降又清滋，以恢复肺的气机。"水气来复，实土即可御水，又何烦多赘乎。要知此方之妙，不犯泻心苦寒之品，最为特识。"此方之妙，在于未用黄连、黄芩这些苦寒之药，而是用甘寒之品，以达清火之功效。"盖岁气之火，属在气交，与外淫之火有间，设用苦寒，土气被戕，肺之化原绝矣。"也就是此属人体感应自然之气而现火邪，与外感暑热之邪不同，外感则可用苦寒之品直折其热。"是方也，惟肺脉微弱者宜之，若沉数有力及浮洪而滑疾者，均非所宜，此中消息，愿后贤会之。"此处强调肺脉微弱的脉象，是肺虚有热，可用此方。举一反三，其他运气方与脉的对应关系如何，应参之！

此方人参、麦冬补肺滋肺；桑白皮、紫菀开表透发；半夏、甘草健脾；白芷散风热，竹叶清肺热。可与《伤寒论》竹叶石膏汤、麦门冬汤合而参看。

三、六甲年附子山萸汤

附子（炮）、山萸肉各一钱五分，半夏、肉蔻各一钱二分半，木瓜、乌梅各一钱，丁香、木香各七分，生姜七片，大枣二枚。

> 附子山萸半肉果，瓜梅丁藿二香和。
>
> 再加姜枣治敦阜，六甲之年土太过。
>
> 湿盛阳微脾肾伤，若以苦热酸辛佐。

病机：岁土太过，雨湿流行，肾水受邪。

症状：民病腹痛，清厥，意不乐，体重烦冤。甚则肌肉萎，足萎不收，行善瘈，脚下痛，饮发，中满，食减，四肢不举。病腹满，溏泄，肠鸣。

临床上，湿盛阳微，脾湿内蕴，则现腹痛、体重烦冤之症；肾阳被遏，则现手脚凉、精神不振，甚至肌肉萎、脚痛等症。

缪问解说："敦阜之纪，雨湿流行。"土气太过，克制水气，而造成"肾中之真气被遏"，不得升发，"则火用不宣，脾土转失温煦，此先后天交病之会也"，肾为先天之本，脾为后天之本。"《内经》云：湿淫于内，治以苦热。故以附子大热纯阳之品，直达坎阳，以消阴翳，回厥逆而鼓少火，治肾而兼治脾。"用附子补肾阳，散寒邪。"但附子性殊走窜，必赖维持之力而用益神，有如真武汤之用白芍，地黄饮之需五味是也。"要收敛附子的走窜之性。"此而不佐以萸肉之酸收，安见其必入肾而无劫液之虑；不偕以乌梅之静镇，难必其归土而无烁肺之忧。"乌梅、山萸肉酸收，使附子之阳得以敛藏，缓缓而发。"非徒阳弱者赖此见功，即阴虚者投之中綮矣。"肾阴虚者亦可用此方。当出现肾虚时，将附子与山萸肉、乌梅合用。可与五味子汤互参，以广思路。"然腹满、溏泄为风所复，土转受戕，此治肝宜急之秋也。脏宜补，以萸肉专培厥阴；腑宜泻，借木瓜以泄甲木。所以安甲乙者，即所以资戊己也。"腹满、溏泄是木郁克脾，故要用山萸肉、木瓜以柔肝。"肉果辛温助土，有止泻之功，兼散皮外络下诸气，治肉痿者所需。再复以半夏之利湿，丁、木香之治胃，木瓜、乌梅之疗痿，眼光四射矣。"半夏利湿健脾，二香芳香化湿开胃，木瓜、乌梅滋阴疗痿。"风气来复，有酸味群药补之泄之，尚何顾虑之有哉。"

按照黄元御老先生的思想，此是"土湿、水寒、木郁"之证。水寒用附子温阳；土湿用半夏、二香、肉豆蔻燥利水湿，芳香醒脾；木郁用木瓜、乌梅、山萸肉柔之，舒之。

四、六庚年牛膝市瓜汤

牛膝、木瓜各一钱，白芍、杜仲、枸杞子、松节、菟丝子、天麻各七分半，甘草五分，生姜二片，大枣二枚。

　　　　牛膝木瓜杞菟草，天麻松芍仲姜枣。

　　　　六庚之岁遇坚成，金行太甚肝伤燥。

　　　　燥属阳邪肝主筋，舒筋养血斯方好。

病机：岁金太过，燥气流行，肝木受邪。

症状：民病两胁下少腹痛，目赤痛，眦疡，耳无所闻，体重烦冤，胸痛引背，两胁满且痛引少腹。甚则喘咳逆气，肩背痛，尻阴股膝髀腨胻足皆痛。病反暴痛，胠胁不可反侧，咳逆甚而血溢。

临床上，燥邪伤肺，气阴不足，肃降失职，则现喘咳逆气、胸痛引背、体重烦冤等症；肝阴不足，胆火上逆，则现肝、胆经循行部位不舒，两胁下少腹痛，两胁满且痛引少腹，"尻阴股膝髀腨胻足"皆痛等症；肺、胆不降，化火上炎，则现目赤痛、眦疡、胠胁不可反侧、咳逆甚而血溢、耳无所闻等症。王旭高将此方的病机凝练为"血虚筋燥"。

缪问解说："肝为金遏，郁而不舒"，故见诸痛症状。"盖金者主气与声也，肺气逆行，上蒙清窍，耳乃无闻。"燥邪伤肺，肃降失职，则清气不降，逆反于上，故现诸症。"肝为藏血之会，火复阴伤，不获荣养肢体，缘见诸痛，其用药之例，补肝之血，可以从酸，补肝之气，必不得从辛矣。何则，酸可育肝之阴，辛则劫肝之血。"酸味滋阴柔肝，可补肝血；辛味升散，有劫阴之弊。"故方用白芍补厥阴之阴，且制肺金之横。"肝"体阴而用阳"。"杜仲养风木之气，自无辛烈之偏，同为气血交补义，仍重取肝阴，最为有见。"杜仲，味辛性平，《本草纲目》言其"微辛能润，故能入肝而补肾，子能令母实也"。临床遇到燥热所致的肝阴不足之证，可以考虑用杜仲、白芍作为药对。"松节通利血中之湿，且治关节诸疼。"肝主筋，筋骨关节皆赖肝血濡养，肝血不足则关节疼痛，故用松节舒筋通络。"牛膝、菟丝益肝润下。"两药均补益肝肾之阴。"复以枸杞甘平润肺，不用泻金而金自宁，此则柔克之法也。""合之木瓜舒筋"，木瓜平肝舒筋，有治腰膝关节酸重疼痛之效。据附子山萸汤解，木瓜还有泻胆火之功。"天麻熄风，牛膝达下，顾虑周密，虽有火气来复，喘咳气逆，总可无忧矣。"天麻甘平，有平肝息风止痉之效。白芍、木瓜、枸杞，酸甘化阴，具收敛、滋阴清热之功。

五、六丙年川连茯苓汤

川连、赤苓各一钱二分半，麦冬、车前、通草、远志各七分半，半夏、黄芩、甘草各五分，生姜七片，大枣二枚。

> 川连茯苓汤远志，车通麦夏草黄芩。
>
> 纪逢六丙为流衍，寒水流衍邪害心。
>
> 谵妄躁烦肢厥冷，急清心主此宜斟。

病机：岁水太过，寒气流行，邪害心火。

症状：民病身热，烦心躁悸，阴厥，上下而寒，谵妄心痛，甚则腹大胫肿，喘咳，寝汗出，憎风。病反腹满，肠鸣溏泄，食不化，渴而妄冒。

临床上心阳被郁，外寒内热，外寒见阴厥，甚则腹大胫肿、寝汗出、憎风等症；内热见烦心躁悸、谵妄心痛、喘咳等症。

缪问解说："寒气流行，邪害心火。"阳干配阳支，故六丙之岁或临太阳，或临少阳、少阴。若"太阳在上"，丙运与辰戌之气相合，一派寒象，则"泽无阳焰，火发待时"；若与子午岁合，则"少阴在上，寒热凌犯，而气争于中"；若与寅申岁合，"少阳在上，炎火乃流，阴行阳化，所谓寒甚火郁之会也"。这些年份最容易出现"寒甚火郁"，即外寒内热。"故病见身热烦躁，谵妄胫肿腹满等症，种种俱水湿郁热见端，投以辛热，正速毙耳。""丙为阳刚之水"，心阳被郁于里，此时病机是心阳为寒水外困。若用辛热之药，两热被寒水相隔，徒增变数。"故宗《内经》气寒气凉，治以寒凉立方，妙在不理心阳而专利水清热，以平其汨没之害。"因此治宜清热利水，此为釜底抽薪之上策。"黄连味苦，可升可降，寒能胜热者，以平其上下之热；更以黄芩之可左可右，逐水湿，清表热者，以泄其内外之邪。"此为清热。黄连清热燥湿，黄芩泻肺火，清痰利气。"通草性轻，专疗浮肿；车前色黑，功达水源；茯苓、半夏，通利阳明；甘草为九土之精，实土御水，使水不上凌于心，而心自安，此围魏救赵，直趋大梁之法也。"一派利水祛湿之药。"心为主宰，义不受邪，仅以远志苦辛之品，媚兹君主，即以祛其谵妄，遊刃有余。"远志，苦辛温，具有安神益智、祛痰消肿之功。"心脾道近，治以奇法也。"因为寒湿之势上流于心，故利水以健脾，水去则心阳得救。"但苦味皆从火化，恐燥则伤其娇脏，故佐以麦冬。"肺为娇脏，麦冬能"养液保金"。"且陈氏谓麦冬合车前，可已湿痹，具见导水之功能。土气来复，即借半夏之辛，以补肝而疏土之实。"辛味之药，升发散泄，顺肝之性，当为水湿木郁而设。

六、六丁年苁蓉牛膝汤

苁蓉、牛膝、木瓜、白芍、熟地、当归、甘草各一钱，生姜三片，大枣三枚，乌梅一枚，鹿角一钱。

> 苁蓉牛膝汤熟地，归芍瓜梅炙甘比。
>
> 肝虚伤燥此方宜，六丁之岁委和纪。
>
> 胠胁少腹悉皆疼，脚弱还加鹿角使。

病机：岁木不及，燥乃大行。

症状：民病中清，胠胁痛，少腹痛，肠鸣溏泄。复则病寒热，疮疡痱疹痈痤，咳而鼽。

临床上，肝阴虚则胠胁痛、少腹痛；肝体阴用阳，阴不足则阳无以生，故病中清；肝阴不足，木郁克脾，则肠鸣、溏泄。

缪问解说："是汤与六庚年之牛膝汤，同为补肝之剂，而补治之法，大有迳庭矣。"同为补肝之剂，方义不同，这是启悟之处。"民病胠胁少腹痛，厥阴之络下络少腹，肝虚则阳下陷而为痛。木动则风内攻而为肠鸣鹜溏。是年风燥火热，多阳少阴，不资液以救焚，则熇熇之势，遂成滋蔓，是当借天一之源，以制其阳焰者也。""天一生水"，此处意即从肾入手来治疗。"但肾为肝母，徒益其阴，则木无气以升，遂失春生之性。"故用"苁蓉咸能润下，温不劫津，坎中之阳所必需"。"仅补其阳，则木乏水以溉。"因此用"熟地苦以坚肾，湿以滋燥，肾中之阴尤有赖"。即"保无陨落之忧，故必水火双调，庶合虚则补母之义"。如此达到"阴阳平补，不致有偏胜之害矣"。此是肝虚则补其肾母之法。补肾阳的同时亦考虑到滋肾阴，实知用药之精细。在临床我针对肾虚导致的便秘之证就常用肉苁蓉。"再复当归、白芍辛酸化阴，直走厥阴之脏，血燥可以无忧。"当归补血，白芍滋阴，血燥可除。"但为火所复而寒热，而疮疡。"疮疡多因火毒所生。人体之火"一从少阳，始为寒热；一从少阴，始发疮疡"。或者从少阳，或者从少阴。故用"木瓜之酸泄少阳，甘草之甘泄少阴"。此处甘草当为生甘草。"合之牛膝、乌梅俱主寒热。"两药皆有滋肝阴之效。"鹿角一味，专散疮疡，且止少腹痛。"《别录》云："鹿角气味咸温，无毒。主治恶疮痈肿，逐邪恶气，留血在阴中，除少腹血痛，腰脊痛，折伤恶血，益气。""姜枣和营卫止泻痢，同一补肝，而法有不同如此。"

七、六癸年黄芪茯神汤

黄芪、茯神、远志、紫河车、米仁（炒）各一钱，生姜三片，大枣二枚。

> 黄芪茯神汤人参，河车远志薏仁生。
> 岁火不足寒威盛，六癸之年是伏明。

朦昧心胸疼痛服，更加肉桂义尤精。

病机：岁火不及，寒乃大行。

症状：民病胸中痛，胁支满，两胁痛，膺背肩胛间及两臂内痛，郁冒朦昧，心痛暴瘖，胸腹大，胁下与腰背相引而痛，甚至屈不能伸，髋髀如别。复则病鹜溏，腹满，食饮不下，寒中，肠鸣泄注，腹痛，暴挛痿痹，足不任身。

临床上，心血不足，濡养失职，则胸中痛，郁冒朦昧，心痛暴瘖；包络代心受邪，则胁支满，两胁痛；心肾互为表里，脉络失养，则胸腹大；寒主凝滞，则胁下与腰背相引而痛，甚至屈不能伸，髋髀如别。

缪问解说："揆厥病情，无一非心血不足见端，盖心为生血之脏，血足则荣养百骸，不足则病多傍见，如胸胁肩臂腰背诸痛，甚则屈不能伸是也。"最主要的病机是心血不足，血不养心，因此出现一系列的肩、背、腰痛的症状。"再按肩臂之络，青灵、少海诸穴，咸系于心。"因此方中用"河车，甘咸之品，以有情者，大补其心之血"。"茯苓甘淡之品，急益其心之气。"茯苓具有安神之功。"更恃远志，辛能达下，挈离入坎，以育心之神，简而该切而当矣。"远志有交通心肾之效。"然土气来复，是亦妨心之一大劲敌也。传曰：将欲取之，必先与之。黄芪、苡米甘淡悦脾。而黄芪走表，尤有止痛之功功；苡米舒筋，大有治痿之效，是与之为彼用者，反借之以自庇也。"火运不足，寒水来克，故土气来复。宜健脾实土，以御其复。"要之气交之病，多属脏气凌犯。"五运致病是由于气交失衡，影响五脏功能。五脏藏而不泄，故天干方的组方偏于平补，"非如六腑之可泻，即或稍犯，亦不可太过"。如茯苓汤中用青皮以疏肝，亦是此意。"天干十方，具本此义，特为拈出，可为世之操刃者，顶门下一针矣。"

八、六己年白术厚朴汤

白术、厚朴、半夏、桂心、藿香、青皮各一钱，干姜（炮）、甘草（炙）各一钱五分。

> 白术厚朴汤藿香，青甘半夏炮干姜。
>
> 桂心补火以生土，六己之年卑监方。
>
> 泄泻脾虚不嗜食，温中补土此为良。

病机：岁土不及，风乃大行。

症状：民病飧泄，霍乱，体重腹满，筋骨繇复，肌肉瞤瘛，善怒。咸病寒中。复则胸胁暴痛，下引少腹，善太息，食少失味。

临床上，脾虚肝木乘之，则现飧泄、霍乱、体重腹满等一系列症状；肝木升发太过，则筋骨繇复，肌肉瞤瘛，善怒。此方与苓术汤大同小异。本方偏于疏肝健脾，而苓术汤偏于祛湿健脾。

缪问指出，以上诸症"皆土虚所见端。但土虚则木必乘之"，故治则为"补太阴尤必兼泄厥阴也"。"夫脾为阴土，所恶在湿，所畏在肝，其取资则在于胃。古人治脾必及胃者，恐胃气不得下降，则脾气不得上升，胃不能游溢精气，脾即无所取资，转益惫耳。"胃不降浊，则脾不升清。燥湿调停，脾胃和合，方为善治。"故君以白术甘苦入脾之品，燥湿温中，佐以厚朴之苦温，平胃理气，是补脏通腑之法也。"白术补脏，厚朴通腑，可作为药对使用。"肝为将军之官，凌犯中土，是宜泄之。桂心辛甘，泄肝之气；青皮苦酸，泻肝之血。辛酸相合，足以化肝。"脾不升，则肝亦不升；肝不升，则胆亦不降。桂枝辛以升发，青皮酸泻胆火，则肝胆调和。"复以甘草，缓肝之急，监制破泄之品，毋许过侵脏气，战守兼施矣。再合藿香之辛芬，横入脾络；炮姜之苦辛，上行脾经；半夏之辛滑，下宣脾气，其于上下、左右、升降、浮沉，种种顾虑总不外乎奠安中土也。"此方针对土虚，亦补亦通，有上有下。"脾气固密，一如重帏峻垣，狂飙可御，不畏乎风气之流行矣。"此治脾之法值得玩味。"金气来复，又得厚朴、半夏泻肺气之有余，不用苦寒戕土，即《内经》以平为期，不可太过之义也。是方独不用姜枣，以脾之气分受邪，无借大枣入营之品，且畏姜之峻补肝阳，锦心妙谛，岂语言能推赞哉。"此方可与《伤寒论》小建中汤、小柴胡汤互参。

九、六乙年紫菀汤

紫菀、白芷、人参、黄芪、杏仁、地骨皮、桑白皮、甘草各一钱，生姜三片、大枣二枚。(《五运时气民病证治》中为白芷，《三因司天方》据文义当为白芍，王氏歌诀中增加五味子)

> 紫菀人参味黄芪，杏仁地骨芍桑皮。
>
> 岁金不及名从革，六乙之年遇此奇。
>
> 上气咳喘多汗出，肺虚有火最相宜。

病机：岁金不及，炎火乃行。

症状：民病肩背瞀重，鼽嚏，血便注下。复则头脑户痛，延及脑顶，发热，口疮，甚则心痛。

临床上，肺虚有热，则肩背瞀重，鼽嚏；肺合大肠，炎火下移，则血便注下；热扰于上，则头脑户痛，延及脑顶，发热，口疮，甚则心痛。

缪问解说："凡岁金不及之年，补肺即当泻火，以折其炎上之势。"因为肺金不足，火来乘之。"若肺金自馁，火乘其敝，民病肩背痛瞀重，鼽嚏便血注下，不救其根本可乎哉？"若要治肺，当先驱火。"盖肩背为云门、中府之会，肺脉所循，鼻为肺窍，肺伤则鼽嚏。肺与大肠为表里，气不下摄则为便血注下，脏病而腑亦病矣……地骨皮甘平微苦，能泻肺中伏火，凉其沸腾之血；又肺苦气上逆，泄之以杏仁之苦；肺欲收，敛之以白芍之酸。桑皮甘寒，补血益气，吐血所需；紫菀苦温，下气寒热咸赖。"诸药共奏清肺热、补肺液之效。按照缪问对麦门冬汤的注解，紫菀、桑白皮具有透热外达之效。但"此时若为清火止泄之谋，一如姜维之守剑阁，终不免阴平之度。计惟有撄城自守，急补肺金为得耳"。此处引用兵法说明医理。因此用"人参、黄芪以固无形之气，统摄走泄之阴，气交之火必潜伏金中"。"合之甘草之补土生金，缓诸药于至高之分，而参芪得指臂之效。为水所复，不用别药，即以养金之法，并为御水之谋，盖补土可以生金，而实土即堪御水也。"

此方与麦冬汤可互参。两方均有补益作用，紫菀汤偏于清热救肺以补气，而麦冬汤偏于滋阴补气以清热。

十、六辛年五味子汤

五味子、附子（炮）、巴戟、鹿茸、山萸、熟地黄、杜仲（炒）各一钱，生姜七片，盐少许。

> 五味子汤附巴戟，鹿角山萸仲地姜。
>
> 六辛涸流寒湿盛，肿重寒疡宜此方。

此方王旭高歌诀缺，为方便记忆，自编之。

病机：岁水不及，湿乃大行。

症状：民病腹满，身重濡泄，寒疡流水，腰股发痛，腘腨股膝不便，烦冤，足痿清厥，脚下痛，甚则跗肿。寒疾于下，甚则腹满浮肿。复则面色时变，筋骨并辟，肉瞤瘛，目视肮肮，肌肉胗发，气并膈中，痛于心腹。

临床上，肾虚湿胜，则腹满，身重濡泄，寒疡流水；寒主凝滞，故腰股发痛，腘腨股膝不便；肾阳不足，则足痿清厥，脚下痛，甚则跗肿。

缪问解说："涸流之纪，肾虚受湿。"寒湿相合，气血阻滞，故治以祛湿温肾。"然而淡渗逐湿则伤阴，风药胜湿益耗气，二者均犯虚虚之戒矣。"此处为用药提示，祛湿之法，淡渗会伤阴液；风药胜湿，但耗气。临床用药皆须仔细参究。"盖肾中之阳弱，少火乏生化之权，则濡泻。肌肉失温煦之运，湿乃着而不流，入气分则为身重，入血分则为寒疡。"肾阳不足，无力鼓动，湿乃停滞而化邪。湿入血分、气分之症状不同。入气分身沉重，入血分为疮疡。《伤寒论》当归四逆加吴茱萸汤可治冻疮，当为寒入血分。"肾中之阴弱，则痿痛而烦冤，即《内经》所称内舍腰膝，外舍溪谷，皆湿之为害也。"阴无阳则不化，基于此，用药则"以单刀直入之附子，急助肾阳，遍走经络，驱逐阴霾，破竹之势，有非他药可及者"。"再佐以熟地甘苦悦下之味，填补肾阴。"此是阴阳双补之法。"五味之酸敛，收阴阳二气于坎中，固护封蛰，无遗憾矣。"此处"附子、熟地、五味子"与附子山萸汤中"附子、山萸肉、乌梅"之组合皆是阴阳双补之法，可互参。"巴戟甘温，入阴除痹有效。鹿茸咸温，补血益髓称神。精不足者，补之以味是也。"此为滋补肾精。"为木所复，目视䀮䀮，筋骨并辟，肝虚可知。肝欲辛，补之以杜仲之辛；肝喜酸，与之以萸肉之酸，况二药并行，能除湿痹而利关节，补肝即所以益肾，又子能令母实之义，非独治其来复也。"此方可与《伤寒论》真武汤合参。真武汤证亦出现"身瞤动，振振欲擗地"。

学习时可将附子山萸汤、五味子汤、备化汤、静顺汤四方合参，其都针对寒湿病机，各有偏重，互相发明。

第二节　六气方篇

六气方篇里面所列举的用药，是根据客气的加临而进行加减的。

一、辰戌之岁静顺汤

白茯苓、木瓜各一钱二分半，附子（炮）、牛膝各一钱，防风、诃子、干姜（炮）、甘草（炙）各七分半。

上剉，作一贴，水煎服。

> 静顺汤医辰戌年，太阳寒水是司天，
> 附姜茯膝木瓜草，诃子防风八味全，
> 随气初终加减服，扶其不胜抑其偏。

病机：寒湿之会。

此方对应的六气特点是上半年司天为太阳寒水，下半年在泉为太阴湿土。

缪问解说："防风通行十二经，合附子以逐表里之寒湿，即以温太阳之经。"寒主凝滞，湿主重滞，附子和防风可逐表里寒湿之邪。"木瓜酸可入脾之血分，合泡姜以煦太阴之阳。"木瓜、炮姜调脾脏之阴阳。"茯苓、牛膝，导附子专达下焦。甘草、防风，引炮姜上行脾土。"茯苓、牛膝、甘草、防风，下引上达，使气血畅通。"复以诃子之酸温，醒胃助脾之运，且赖敛摄肺金，恐辛热之僭上刑金也。"

症状：随客气加临而变化，原文归类如下。

民病身热，头痛，呕吐，气郁，中满，瞀闷，足痿，少气，注下赤白，肌腠疮疡，发痈疽。

随气加减：

初之气，少阳加临厥阴，主春分前六十日有奇，民乃厉，温病乃作，身热，头痛，呕吐，肌腠疮疡。去附子，加枸杞。

少阳相火加临厥阴风木。风火相煽，民乃厉，温病乃作。故去附子之热，加枸杞以养阴。

二之气，阳明加临少阴，主春分后六十日有奇，民病气郁中满。仍加附子。

阳明燥金加临少阴君火。气候应温而大凉反至，因此用附子以御其寒。

三之气，太阳加临少阳，主夏至前后各三十日有奇，民病寒，反热中，痈疽，注下，心热瞀闷。去姜、附、木瓜，加人参、枸杞、地榆、生姜、白芷。

太阳寒水加临少阳相火。气候大热，而大寒突至，热郁于里，则民病寒，反热中。故去姜、附、木瓜之酸温，以防助火；内热耗伤正气，加人参以益气；热伤血，加地榆以凉血；枸杞以益营阴；生姜补益卫气；白芷有消散外疡之功。

四之气，厥阴加临太阴，主秋分前六十日有奇，民病大热，少气，肌肉萎，足痿，注下赤白。加石榴皮。

厥阴风木加临太阴湿土。风湿交争，木必乘土，则民病足痿，痢下赤白。"加石榴皮甘酸温涩，且治筋骨腰脚挛痛，并主注下赤白。"

五之气，少阴加临阳明，主秋分后六十日有奇，民乃舒。依正方。

少阴君火加临阳明燥金。"民病乃舒，舒之为言徐也，无有他害，故依正方。"

终之气，太阴加临太阳，主冬至前后各三十日有奇，民乃惨悽，孕死。去牛膝，加当归、白芍、阿胶。

太阴湿土加临太阳寒水。"民病惨悽，一阳内伏，津液为伤。"牛膝，苦甘酸平，逐瘀通经，故"去牛膝破血之品，加归、芍入肝以致津，阿胶入肾以致液，丝丝入扣，世谓司天板方，不可为训，冤哉"。

静顺汤意在温通驱寒。而川连茯苓汤证是寒湿内困心阳，故外见阴厥，内见烦心躁悸。此阴阳局面，若一意温补，反伤心阳。故川连茯苓汤中用车前、通草、麦冬、半夏专利寒湿，湿去阳复。此法与叶天士所言"通阳不在温，而在利小便"之义通。法无定法，物极必反之理，医者当会意。

二、卯酉之岁审平汤

远志、紫檀香各一两五钱，天门冬、山茱萸各一钱二分半，白术、白芍药、甘草各一钱。

上剉，入姜五片，水煎服。

> 审平汤方治燥淫，司天卯酉属阳明，
>
> 檀香远志山萸肉，白术天麦芍药并，
>
> 甘草生姜同入剂，扶金抑火令其平。

病机：炎暑大行，金燥火烈。

此方对应的六气特点是上半年司天为阳明燥金，下半年在泉为少阴君火。

缪问解说："阳明司天，阳专其令，炎暑大行，民见诸病，莫非金燥火烈见端。"依据《内经》的治则，"治宜以咸以苦以辛，咸以抑火，辛苦以助金"。故"君以天冬，苦平濡润，化燥抑阳，古人称其治血妄行，能利小便，为肺家专药，有通上彻下之功"。天冬，甘苦寒，有养阴润燥、清肺生津之效。针对火热之象，人们习惯用黄连、黄芩等苦寒药直折之，而此处选用天冬凉润化燥以抑阳，亦可引火下行。"金不务德，则肝必受戕，萸肉补肝之阳，白芍益肝之阴。"同是补肝之药，又分阴阳不同，此为用药精微之处。"但火位乎下，势必炎上，助燥滋疟，为害尤烈。妙在远志，辛以益肾，能导君火下行，佐紫檀之咸，以养心营，且制阳光上僭，面肿便赤等症，有不愈者哉。"远志交通心肾；紫檀咸寒，血分之药也，故能和营气而消肿毒。紫檀现在较为稀少，据顾植山老师的经验，可用木蝴蝶作为主药，达表配用蝉蜕，入血分配用丹皮，三者合用，亦可达到紫檀的功效。"甘草润肺泻心，运气交赖，力能大缓诸火。"此处当为生甘草。"佐白术以致津，合生姜以散火。"白术健脾生津，生姜辛散透热。"配合气味之妙，有非笔舌所能喻者。"

症状：随客气加临而变化，原文归类如下。

民病中热，面浮，鼻肿，鼽嚏，小便黄赤，甚则淋。或疠气行，善暴仆振栗，谵妄，寒疟，痈肿，便血。

随气加减：

初之气，太阴加临厥阴，主春分前六十日有奇，民病中热胀，面目浮肿，善眠，鼽衄，嚏欠，呕，小便黄赤，甚则淋。加茯苓、半夏、紫苏。

太阴湿土加临厥阴风木。湿胜伤脾，则民病面浮，呕吐。"加茯苓、半夏利水和脾，紫苏补中益气。"

二之气，少阳加临少阴，主春分后六十日有奇，疠大至，民善暴死。加白薇、元参。

少阳相火加临少阴君火。此为逆，两火上炎，则民病寒热，善暴死。"加白薇之苦咸，以治寒热；元参之苦寒，以泄三焦之火。"

三之气，阳明加临少阳，主夏至前后各三十日有奇，民病寒热。去白术、远志、萸肉，加丹参、车前。

阳明燥金加临少阳相火。燥热相合，则民病寒热。"故去白术之燥、远志之破泄、萸肉之补阳，加丹参之苦寒以治寒热，佐以车前益肾导火。"

四之气，太阳加临太阴，主秋分前六十日有奇，民病暴仆振栗，谵妄，少气，嗌干引饮，及为心痛，痈肿疮疡，疟寒之疾，骨痿，血便。加枣仁、车前。

太阳寒水加临太阴湿土。寒湿伤脾，则民病谵妄少气，骨痿。枣仁，味甘酸，性平，可清相火，滋养心肝，"入心以育神"。车前，味甘性寒，利水渗湿以治痿。

五之气，厥阴加临阳明，主秋分后六十日有奇，民气和。依正方。

终之气，少阴加临太阳，主冬至前后各三十日有奇，民乃康平，其病温。依正方。

少阴君火加临太阳寒水。"俱不用加减，成法可稽。"

三、寅申之岁升明汤

紫檀、车前子、青皮（炒）、半夏、酸枣仁、蔷薇、甘草各一钱。

上剉，入姜五片，水煎服。

> 升明汤治寅申岁，相火司天木在泉，
> 酸枣蔷薇青与草，檀香姜夏共车前。

病机：火淫风胜。

此方对应的六气特点是上半年司天为少阳相火，下半年在泉为厥阴风木。

缪问解说："是岁上为相火，下属风木，《经》谓风热参布，云物沸腾，正民病火淫风胜之会也。"此为病机。"枣仁味酸平，《本经》称其治心腹寒热邪结，熟用则补肝阴，生用则清胆热，君之以泄少阳之火。"今多用酸枣仁治失眠,然实有肝虚胆逆之虚证方能奏效。"佐以车前之甘寒,专泄肝家风热。"车前子,甘寒无毒,有"主气癃、止痛,利水道小便,除湿痹"之效。"上治在天之因,下疗在泉之疾,一火一风,咸赖此耳。"枣仁清上热,车前导下热。"紫檀为东南间色,寒能胜火,咸足柔肝,又上下维持之圣药也。风木主令,害及阳明,呕吐血溢,俱肝木冲胃所致。"肝不升,胆不降,横克胃土。"蔷薇为阳明专药,味苦性冷,除风热而散疮疡,兼清五脏客热。合之青皮、半夏、生姜,平肝和胃,散逆止呕,甘草缓肝之急,能泻诸火,理法兼备之方也。"蔷薇现入药也较少,可用白残花代替。蔷薇味苦,易致吐,故以姜汁炒用为佳。依据《内经》,"是年药例,宜咸,宜辛,宜酸"。"咸从水化则胜火,辛从金化则平木,风火相煽,尤赖酸以收之,即《经》所谓渗之,泄之,渍之,发之也。渗之是利小便,泄之是通大便,渍之是行水,发之是出汗,平平数药,无微不入矣。"

升明汤用于治疗火淫风胜之证,其中却用生姜、半夏等辛温药物,值得留意,应细心参悟。依据《伤寒论》,少阳为枢机,阳不下行,中焦则虚。本方方义似与此相通。

症状:随客气加临而变化,原文归类如下。

民病气郁热,血溢,目赤,咳逆,头疼,呕吐,胸臆不利,燥渴,聋瞑身重,心痛,疮疡,烦躁。

随气加减:

初之气,少阴加临厥阴,主春分前六十日有奇,温病乃起,其病气怫于上,血溢,目赤,咳逆,头痛,血崩,胁满,肤腠中疮。加白薇、元参。

少阴君火加临厥阴风木。气候大温,天人感应,民则病温,血溢,血崩,咳逆,头痛,胸满,疮疡。"故加白薇苦咸之品,主风温灼热,以清血分之邪。元参苦寒以除气分之热。"

二之气,太阴加临少阴,主春分后六十日有奇,民乃康,其病热郁于上,咳逆,呕吐,疮发于中,胸嗌不利,头痛,身热昏愤，脓疮。加丁香。

太阴湿土加临少阴君火。湿热内蕴，则民病热郁，呕吐，胸臆不利，身热，脓疮。丁香，芳香化湿，醒脾止吐。

三之气，少阳加临少阳，主夏至前后各三十日有奇，民病热中，聋瞑，血溢，脓疮，咳呕，鼽衄，渴，嚏欠，喉痹，目赤，善暴死。加赤芍、漏芦、升麻。

少阳相火加临少阳相火。两火上炎，则民病热中，干呕，衄血，聋瞑，目赤，喉痹，善暴死。赤芍，酸寒，以清血热。漏芦，咸寒，"能通小肠消热毒"，以清气分之邪，治目赤。升麻，辛、微甘，微寒，发表透疹，清热解毒，故能"散火邪"。

四之气，阳明加临太阴，主秋分前六十日有奇，民气和平，其病满身重。加茯苓。

阳明燥金加临太阴湿土。湿胜，则民病胸满，身重。茯苓利湿泄中满。

五之气，太阳加临阳明，主秋分后六十日有奇，民避寒邪，君子周密。依正方。

终之气，厥阴加临太阳，主冬至前后各三十日有奇，民病关闭不禁，心痛，阳气不藏而咳。加五味子。

厥阴风木加临太阳寒水。冬主封藏，风气来扰，"阳气不藏而咳"。故"加五味之酸以敛之"。

四、丑未之岁备化汤

木瓜、茯神各一钱五分，牛膝、附子（炮）各一钱二分半，熟地、覆盆子各一钱，甘草七分。

上剉，入姜五片，水煎服。

> 备化汤年临丑未，司天湿土太阴居，
>
> 覆盆茯膝瓜甘地，赞火御寒姜附婿。

病机：寒湿合邪。

此方对应的六气特点是上半年司天为太阴湿土，下半年在泉为太阳寒水。

缪问解说："丑未之岁，阴专其令，阳气退避……寒湿合邪可知。夫寒则太阳之气不行，湿则太阴之气不运，君以附子大热之品通行上下，逐湿除寒。"可与静顺汤互参，"但阴极之至，则阳必伸，湿中之火逼血上行，佐以生地，凉沸腾之血，并以制附子之刚。"缪问注解里是"生地"，方剂里是"熟地"。如果有热象要考虑用生地黄。"覆盆味甘平，补虚续绝，强阳益阴。"覆盆子，益肾固精。"牛膝、木瓜，治关节诸痛，即经所谓赞其阳火，令御其寒之大法也。"可与五味子汤"附子配熟地、五味子"及附子山萸汤"附子配山萸肉、乌梅"互参，皆是阴阳双补之法。"茯苓除满和中，生姜、甘草，辛甘温土，且兼以制地黄之腻膈，甘草并可缓附子之伤阴，谓非有制之师耶。"茯苓、生姜、甘草，健脾利湿，温补中气。

症状：随客气加临而变化，原文归类如下。

民病关节不利，筋脉痿弱，或湿疠盛行，远近咸若，或胸膈不利，甚则浮肿，寒疟，血溢，腰椎痛。

随气加减：

初之气，厥阴加临厥阴，主春分前六十日有奇，民病血溢，筋络拘强，关节不利，身重筋痿。依正方。

厥阴风木加临厥阴风木。依正方。

二之气，少阴加临少阴，主春分后六十日有奇，民乃和，其病瘟疠大行，远近咸若。去附子，加防风、天麻。

少阴君火加临少阴君火。两火上炎，则民病瘟疠。"故去附子之热，加防风甘温以散邪，天麻息风以御火。"

三之气，太阴加临少阳，主夏至前后各三十日有奇，民病身重，胕肿，胸腹满，加泽泻。

太阴湿土加临少阳相火。湿热互蒸，则民病身胕肿满。泽泻"逐三焦停湿"。

四之气，少阳加临太阴，主秋分前六十日有奇，民病腠理热，血暴溢，疟，心腹满热，胪胀甚则胕肿。依正方。

五之气，阳明加临阳明，主秋分后六十日有奇，民病皮腠。依正方。

终之气，太阳加临太阳，主冬至前后各三十日有奇，民病关节禁固，腰椎痛。依正方。

太阳寒水加临太阳寒水。"俱依正方。抑其太过，扶其不及，相时而定，按气以推，非深心于阴阳之递嬗，药饵之工劣，乌足以语此。"

五、子午之岁正阳汤

白薇、元参、川芎、桑白皮、当归、白芍、旋覆花、炙甘草各一钱，生姜五片。

> 正阳汤里咸酸苦，君火司天交子午，
>
> 旋覆玄参桑白薇，芎归芍草姜同取。

病机：上热下寒，寒热交争。

此方对应的六气特点是上半年司天为少阴君火，下半年在泉为阳明燥金。燥金与热相兼化为燥火，与寒兼则化为凉寒。

缪问解说："少阴司天之岁，《经》谓热病生于上，清病生于下……民病咳血，溢血，泄，目赤，心痛等症，寒热交争之岁也。夫热为火性，寒属金体，用药之权，当辛温以和其寒，酸苦以泄其热，不致偏寒偏热，斯为得耳。"寒热错杂，如何应对，当深思体悟。"当归味苦温，可升可降，治诸血之妄行，除咳定痛，以补少阴之阴；川芎味辛气温，主一切血，治风痰饮发如神。"此已含四物汤之方义，热邪伤阴，故滋阴以防变。再合"元参味苦咸，色走肾而味及心，《本经》称其寒热积聚咸宜""三药本《内经》咸以软之，而调其上之法也。"三药敛之、润之，上焦之火自能调平。"桑皮甘寒悦肺；芍药酸以益金；旋覆重以镇逆。"旋覆花，历代医家多重视其重镇之性，另外还要注意其宣散之性。近代有医家根据临床经验指出，凡出现咳嗽之症，不管寒热虚实，均可用旋覆花，盖取宣散之意，可参考。桑白皮宣肺之郁，芍药滋肺之燥，旋覆花重镇火逆，共复肺气肃降之职，使阳气得降，下焦得温，此为"本《内经》酸以收之，而安其下之义也"。"白薇和寒热，有维持上卜之功，生姜、甘草一散一和，上热下清之疾胥愈矣。"

症状：随客气加临而变化，原文归类如下。

民病关节禁固，腰痛，气郁而热，小便淋，目赤心痛，寒热更作。咳嗽，衄衊，嗌干，饮发，黄疸，喘甚，下连小腹，而作寒中。

随气加减：

初之气，太阳加临厥阴，主春分前六十日有奇，民反周密，关节禁固，腰椎痛，中外疮疡。加枣仁、升麻。

太阳寒水加临厥阴风木。初春阳升，而遇寒水，则民病关节禁固，腰膝痛，气郁而热。枣仁苦温，清少阳之火热。升麻苦寒，"以利其气郁，气利则诸痛自止"。

二之气，厥阴加临少阴，主春分后六十日有奇，民病淋，目暝目赤，气郁于上而热。加车前、茯苓。

厥阴风木加临少阴君火。风火相煽之势，则民病淋，目赤。车前泻肝火以明目，茯苓利尿以通淋下热。

三之气，少阴加临少阳，主夏至前后各三十日有奇，民病气厥心痛，寒热更作，咳喘，目赤。加麻仁、杏仁。

少阴君火加临少阳相火。两火上炎，则民病热厥心痛，寒热更作，咳喘，目赤。麻仁润燥、杏仁开肺，以防热邪伤肺。

四之气，太阴加临太阴，主秋分前六十日有奇，民病寒热，嗌干，黄疸，衄衊，饮发。加荆芥、茵陈。

太阴湿土加临太阴湿土。湿邪壅盛，时节暑热，热迫血行，则民病衄衊，黄疸，嗌干，饮发。荆芥，味辛性温，为风药，开腠理，发汗解表，达邪外出，除湿痹；茵陈，苦辛微寒，清热利湿，"主湿热之黄"。唐代本草学家陈藏器谓："荆芥搜肝风，治劳渴、嗌干、饮发，均为专药。"

五之气，少阳加临阳明，主秋分后六十日有奇，民乃康，其病温。依正方。

深秋加少阳之火，则民乃康。

终之气，阳明加临太阳，主冬至前后各三十日有奇，民病肿于上，咳喘，甚则血溢，病生皮腠，内舍于心，下连少腹，而作寒中。加苏子。

阳明燥金加临太阳寒水。在泉亦为阳明燥金，肺脏应之。肺不肃降，则民病上肿，咳喘，甚则血溢。苏子辛温，降气消痰，止咳平喘，润肠通便以下气。"传曰：刚克，柔克，真斯道之权衡也。"苏子降气消痰润肺，顺肺之性，谓之"柔克"。

六、巳亥之岁敷和汤

半夏、五味子、枳实、茯苓、诃子、干姜（炮）、陈皮、甘草（炙）各一钱，枣仁一钱，枣二枚。

> 厥阴巳亥用敷和，风木司天土病多。
>
> 橘半草苓姜味枳，枣仁诃子九般可。

病机：热病行于下，风病行于上，风燥胜复形于中，湿化乃行。

此方对应的六气特点是上半年司天为厥阴风木，下半年在泉为少阳相火。

缪问解说："风木主岁，《经》谓热病行于下，风病行于上，风燥胜复形于中，湿化乃行。"风扬于上而不得降，气陷于下而不得升，为郁热，中气不行，停聚为湿，故"治宜辛以调其上，咸以调其下。盖辛从金化，能制厥阴，咸从水化，能平相火"。"风在上，以甘酸泄之。"即"枣仁生用，能泻相火。甘草功缓厥阴"。"火在下，以五味子之咸以制之。《别录》载五味有除热之功，非虚语也。""半夏辛能润下，合茯苓之淡渗，祛湿除黄……炮姜温右胁之冷；枳实泄脾脏之湿；橘皮、诃子，醒胃悦脾，无邪不治矣。""揆厥病机，或为热，或为寒，耳鸣、浮肿、掉眩、温厉，病非一端，方如庞杂，然其用药之妙，非具卓识，何从措手哉？此方是配合气味法，论其气，则寒热兼施；论其味，则辛酸咸合用。有补虚，有泻实，其大要不过泻火平木而已。"

症状：随客气加临而变化，原文归类如下。

民病中热，而反右胁下寒，耳鸣，掉眩，燥湿相胜，黄疸，浮肿，时作温厉。

随气加减：

初之气，阳明加临厥阴，主春分前六十日有奇，民病寒于右之下。加牛蒡子。

阳明燥金加临厥阴风木。燥金寒凉，克制春阳升发，则民病右胁下寒。"加牛蒡辛平润肺，导炮姜至右胁以散其寒。"

二之气，太阳加临少阴，主春分后六十日有奇，民病热于中。加麦冬、山药。

太阳寒水加临少阴君火。寒闭君火，则民病热中。麦冬滋润以和阳热，山药化湿以益脾土。

三之气，厥阴加临少阳，主夏至前后各三十日有奇，民病泣出，耳鸣，掉眩。加紫菀。

厥阴风木加临少阳相火。风火相煽，则民病泣出，耳鸣，掉眩，"木邪内肆也"。紫菀苦温，有温肺下气、消痰止咳之功，故能"清金平木"。

四之气，少阴加临太阴，主秋分前六十日有奇，民病黄疸而为胕肿。加泽泻、山栀。

少阴君火加临太阴湿土。火蒸湿上，则民病黄疸，胕肿。加泽泻以逐湿健脾，山栀清湿热。

五之气，太阴加临阳明，主秋分后六十日有奇，寒气及体。依正方。

终之气，少阳加临太阳，主冬至前后各三十日有奇，人乃舒，其病瘟疠。依正方。

遇寒湿之邪，则附子山萸汤、备化汤、静顺汤、五味子汤有机会应用；遇火热之邪，则麦门冬汤、紫菀汤、正阳汤、升明汤有机会应用；若须滋阴润燥，则牛膝木瓜汤、苁蓉牛膝汤、审平汤可用；遇脾胃湿邪，则苓术汤、茯苓厚朴汤、敷和汤、川莲茯苓汤有机会应用；若气血虚弱，则黄芪茯苓汤有机会应用。顾植山老师反复强调，此是十六个套路，不可作板方应用。若能将十六首司天方的方义彻悟，依据病机和病症需要，灵活加减，足可应对错综复杂之临床。

第三节　运气病案

一、五味子汤合附子山萸汤案

初诊：2017 年 11 月 28 日。邵某，女，18 岁。患者自述神经源性肿瘤切除术后腰痛 1 周，口干，喜温饮，月经色淡量少，余皆正常。舌苔白腻，脉尺部沉弱。

辨证：肝肾两虚，寒湿瘀阻。

处方：五味子 12g，制附子 6g，巴戟天 9g，补骨脂 10g，山萸肉 12g，杜仲 9g，熟地黄 10g，干姜 6g，木瓜 12g，乌梅 9g，丁香 6g，藿香 6g，姜半夏 9g，茯苓 12g，延胡索 10g，桃仁 9g，鸡内金 12g，红花 9g。5 付，水煎服，每日两次。

二诊：2017 年 12 月 5 日。腰部疼痛大为改善，口仍干，纳佳，月经量少。舌苔厚，脉沉弱。

处方：五味子 12g，制附子 6g，巴戟天 9g，补骨脂 10g，山萸肉 12g，杜仲 9g，熟地黄 10g，干姜 6g，木瓜 12g，乌梅 9g，丁香 6g，藿香 6g，姜半夏 9g，茯苓 12g，桃仁 9g，红花 9g，麦冬 12g，何首乌 10g，鸡内金 12g，车前子 10g。5 付，水煎服，每日两次。

三诊：2017 年 12 月 12 日。脚不凉，月经偏少，睡眠佳，无梦，白天困。舌苔白腻，左脉弦滑。

处方：肉苁蓉 12g，牛膝 20g，熟地黄 12g，木瓜 9g，乌梅 15g，鹿角胶 9g，巴戟天 10g，制附子 3g，杜仲 10g，麦冬 15g，车前子 12g，茯苓 12g，黄芪 15g，白术 10g，党参 12g，鸡内金 12g，桃仁 9g，红花 9g。5 付，水煎服，每日两次。

病案分析：患者就诊时间为主气之第六气太阳寒水。并参其舌脉，辨为阳虚痰湿之证。予运气方中五味子汤合附子山萸汤并随症加减，取得良好效果。

二、静顺汤加苁蓉牛膝汤案

初诊：2018 年 1 月 25 日。王某，女，出生年月：1998 年 7 月 2 日。患者自述便秘反复 4 年之久，严重时 4-5 天一次大便，腹胀，排气多，排便不爽，便色黑，甚是痛苦。且近期易掉发。月经每行 3 日则止，色暗量少，带下偏黄有异味。手脚冷且易出汗，易口渴，小便次数少，色黄，睡眠佳。曾接受中医治疗，效果不佳。舌苔白滑，脉尺部沉细弦，左尺尤甚。

辨证：阴阳两虚，寒瘀夹杂。

处方：制附子 6g，干姜 9g，茯苓 10g，怀牛膝 10g，木瓜 10g，炙甘草 6g，防风 9g，酒苁蓉 12g，熟地黄 9g，乌梅 12g，当归 10g，生白芍 12g，柴胡 6g，黄芩 9g，熟大黄 6g，醋三棱 12g，醋莪术 12g，醋延胡索 9g，薄荷 6g，炙黄芪 15g。5 付，水煎服，每日两次。

二诊：2018 年 3 月 5 日。月经量明显增加，时间还是 3 天，有血块，白带减少。便秘改善，掉发减少。原方取效，守方继服。

处方：制附子 3g，干姜 12g，茯苓 10g，怀牛膝 10g，木瓜 10g，炙甘草 6g，防风 9g，酒苁蓉 12g，熟地黄 9g，当归 10g，生白芍 12g，柴胡 6g，黄芩 9g，熟大黄 3g，醋三棱 9g，醋莪术 9g，醋延胡索 9g，炙黄芪 15g，生白术 10g。5 付，水煎服，每日两次。

2018 年 4 月 2 日，患者反馈手脚变暖，掉发现象消失，大便每天一次，多年未如此通畅，甚是高兴。

病案分析：患者肢冷，舌苔白滑，脉微弱，为阳虚不足之象，具备应用静顺汤的指征。而其月经量少，有血块，左尺尤为沉弱，说明该患者还有肝肾阴虚，瘀血内阻，符合苁蓉牛膝汤的应用指征。因此，选用静顺汤合苁蓉牛膝汤为主方，增加醋三棱、醋莪术、醋延胡索各9g，以增强活血祛瘀之功。又考虑到患者易口渴，小便次数少，色黄，白带黄，想到《伤寒论》中瘀阻胞宫，造成枢机不利之证，故加入柴胡、黄芩、薄荷，枢转气机。患者以便秘为主症，故加熟大黄、炙黄芪、附子，温通泻下。

三、静顺汤案

初诊：2018年3月27日。朱某，女，出生年月：1998年10月20日。患者诉近期弯腰时腰部两侧疼痛难耐，活动则加重。胃纳欠佳，手脚凉，月经正常。舌淡胖，苔滑，尺脉沉弱，左脉弦细。

辨证：寒湿阻滞。

处方：制附子6g，干姜10g，牛膝10g，茯苓10g，木瓜10g，甘草6g，诃子6g，防风6g，延胡索10g，徐长卿10g，威灵仙10g，杜仲10g，补骨脂10g。5付，水煎服，每日两次。

2018年4月4日，患者反馈腰痛已愈。

病案分析：患者主要出现腰痛、手脚凉等症状。《黄帝素问直解》云："戊辰戊戌岁，太阳寒水司天，谓之上羽，火运太过，上临寒水……火主经脉，寒水上临，火气受伤，故其病痓。痓，经脉病也。"腰部是太阳经脉所属，因此患者在太阳寒水司天之纪，"如约"患病，不得不感叹古人对万物生化规律的准确把握。且患者"舌淡胖，苔滑，尺脉沉弱，左脉弦细"，亦是寒湿之象，故用静顺汤加减。加延胡索、徐长卿、威灵仙以增理气通络、引药达病灶之功。由于尺脉沉弱，故又加杜仲、补骨脂以增强补肾祛湿之效。

四、升明汤合麦冬汤案

初诊：2017 年 11 月 2 日。李某，女，出生年月：1998 年 11 月 29 日。患者为同事女儿，2017 年考上大学在青岛上学，开学后身体出现湿疹，且逐渐加重，中、西医治疗效果均不佳，邀余诊断。患者人在青岛，由其母代诉：全身湿疹，瘙痒难耐，身体两侧尤为严重，右耳比左耳重。咳嗽，口渴，但不喜饮，大便干。舌苔厚腻。

辨证：少阳不降，凌犯肺金。

处方：车前子 9g，青皮 9g，姜半夏 9g，酸枣仁 9g，白薇 9g，生姜 3g，木蝴蝶 12g，蝉蜕 9g，炙甘草 9g，麦冬 12g，白芷 6g，竹叶 9g，桑白皮 6g，紫菀 6g。5 付，水煎服，每日两次。

2017 年 11 月 11 日，患者反馈已经不是很痒了。

病案分析：1998 年是戊寅年，故其出生年份的运气状态，中运为火运太过，司天为少阳相火，在泉为厥阴风木；11 月 29 日，主气是太阳寒水，客气是厥阴风木。因此可以判断其先天的体质是以火、风为主，成风火相生之象。发病的年份为 2017 丁丑年，司天是阳明燥金，在泉是厥阴风木。其本来的体质就是风木生发，火曰炎上，再加上风的干扰，出现了上冲之象，燥火同体，克伐肺金，就会出现咳嗽的症状。因此，用升明汤合麦冬汤。患者的体质本来就是阳气亢于上造成肝阴不足，因为阳气得不到收藏，所以下焦往往多寒湿。少阳枢机是由阳入阴，当阳气不能有效枢转，格拒于上，则被耗伤，出现下焦寒湿。此时要注意温润。

这个病例，看到发病时间、出生时间，以及疾病表现出的症状具有一致性，综合考虑，选用运气方。

第七章　运气理论临床应用的思考

近年来，在顾植山老师的努力下，中医学界开始逐渐重视五运六气理论的研究。在我们山东，"五运六气"更是被山东省中医药管理局列为重点推广项目，令人振奋。运气理论的回归必然会引领中医界实现传统思维的回归。陶国水老师曾系统总结了恩师顾植山教授运用五运六气理论的经验，著成《因时识宜 随机达变——顾植山五运六气临证学术思想管窥》一文，发表在《中国中医药报》。此文值得每位学习运气理论的学子来学习。在此基础上，笔者结合自己的学习体会，梳理了运气理论临床应用的一些要点，一家之言，难免偏颇，算是抛砖引玉。

一、熟练常位推算，要"以察时变"

学习五运六气必须熟练常位推算。现在智能手机普及，关于运气推算的软件非常多。有些人认为，有了这些软件，输入一个时间，马上就可以看到相关的运气数据，就没有必要再学推算了。其实，机械推算本身并不是主要的，在推算过程中来体会古人的思维才是最重要的。常位推算其实包含了很多有关传统文化知识的内容，如天干地支、五行配属、历法体系等，这都是我们今天所缺少的知识体系。学习五运之气，一开始基础就要打牢。

推算完运气格局，并不意味着可以直接将之应用于临床了，还要具体看当年的气候状态是否与运气格局相符合。《黄帝内经·六微旨大论》云："帝曰：其有至而至，有至而不至，有至而太过，何也？岐伯曰：至而至者和；至而不至，来气不及也；未至而至，来气有余也。帝曰：至而不至，未至而至如何？岐伯曰：应则顺，否则逆，逆则变生，变则病。"气候应期而至，则为顺，人们不容易生病；若不应期而至，称之为"否"，也就是升降失调导致紊乱、变化，人们则易罹患疾病。《伤寒论》也讲到，气有先至，有后至，有太过，有不及。

《素问·至真要大论》中明确指出："时有常位，而气无必也。"因此临床应用必须要做到"不以数推，以象之谓也"。时间是固定的，运气格局的常位推算也是固定不变的。但当时的气候是否与之一致，就需要我们密切关注了。运用运气理论指导临床，应顺天察运，才能随机达变。

二、重视出生运气，忌盲目定断

《素问·宝命全形论》云："人以天地之气生，四时之法成。"人体在胚胎孕育阶段经历"生长化收藏"的生长过程中，必然会受到五运六气的影响。有研究表明，不同年份出生的人，由于胎孕、出生之年运气特点的不同，体质也会表现出不同的偏性，这就是我们常说的运气体质。因此，我们可以通过人们出生时的运气格局来判断当时的气候状态对人体的影响。譬如，水年出生的人，体质偏寒，逢水年更易出现寒证，所以临床要酌情兼顾患者的运气体质。但人们体质的形成是受多种因素所影响的，如先天遗传因素、后天生活起居等都是重要的影响因素。我们临证时要关注其联系性，切忌根据患者的生日运气格局简单断定其体质如何。历史上，有医家拘泥于某人生某年、某日用某方，多遭到批判。所以我们临床应用运气理论，必须结合患者的临床表现灵活运用。

笔者认为，运气司天、在泉、大运、主气、客气等因素相同属类的重叠越多，患者的体质偏向越与运气相符合。如2011年滨州医学院学生孙某被查出患慢性肾衰竭（尿毒症），我们学校为其组织捐款。其证明资料里出生日期是1988年12月4日。分析该生出生时相的运气，1988年为戊辰年，12月4日为第六气，中运为土运太过，司天为太阳寒水，在泉为太阴湿土，主气为太阳寒水，客气为太阴湿土，一派寒湿之象。人体五脏肾主水，一身循环之气机在肾最易被影响而发病，故患者罹患慢性肾衰竭也就不难理解了。中医治疗当以温补脾肾之阳为主。

还有一个典型案例。学生许某，1992年6月15日出生，2010年准备高考期间突然罹患Ⅰ型肾小管性酸中毒。经西医治疗，时好时坏。初诊时，患者诉近段时间经常全身乏力，面部常泛红色，上身闷热，气喘，呼吸困难，下身怕冷、怕风，而手摸着不凉。胃纳尚佳，喜热食，口干不苦，欲饮，量多。右胁部立、坐不痛，躺下则疼痛难忍。坐久站起时腿部活动受限。偶有头晕或全身突然失控之感。月经正常，大便正常。

分析其出生时相的运气格局：1992年为壬申年，6月15日处于第三气，中运为木运太过，司天为少阳相火，在泉为厥阴风木，主气为少阳相火，客气为少阳相火，一派火热之象。综合当时气运，以少阳、厥阴为主，可推测其体质偏火热，是典型的风火相煽，心胆火旺，不归潜藏的类型。"火曰炎上"，这也与其面部经常泛红相对应。

名医李阳波擅长运用中医运气学说来分析先天体质。他经过大量实践发现，对于出生时的运气格局明显偏寒或偏热的人来讲，其发病的几率非常大。但对运气格局较为平和者，根据运气学说来预测疾病的准确性则大大降低。因此我们临床应用运气理论时不可盲目判断，必须以临床表现为主，兼顾运气体质。如临床表现为阳虚体质，而运气体质偏热，那么在用温热药之时，要密切关注治疗过程中病象热化的可能性。如此方可做到心中有数。

三、病象气象时象，须三者合参

病象是指患者当下的临床表现，是辨证论治的根本。气象是指当下阶段的气候状态。时象是指依据现在的时间所推算出的大运、司天、在泉、主气、客气等运气格局。

临床应依据时象参看气候状态，即前面提到的"以察时变"。

若时象与气象较为吻合，意味着气候相对稳定，对人体影响相对较小。若与临床表现也相符合，则可按图索骥，诊断准确率会大大提高。反之，若时象与气象不吻合，意味着气候状态不稳定，对人体影响相对较大，此时就必须结合患者的临床表现来找众多因子中的主要因子了。即张子和老先生"病如不是当年气，看与何年运气同。只向某年求治法"的经验。这就要考验医者运气理论的功底了。

四、悟运气之理，统经方时方

运气方有狭义和广义之分。所谓狭义的运气方，是指陈无择《三因极一病证方论》中根据岁运和司天在泉所立的 16 首方。顾老强调，龙砂医学流派选用司天方，是因为其经过姜氏世医的实践验证和阐扬，并有缪问进行注解，前人已经为我们做好"临床观察"，有实践基础。

广义之运气方，是指只要抓住了运气病机，按运气思路组方，则不论时方、经方皆为"运气方"。譬如，血府逐瘀汤出自王清任《医林改错》，为临床常用之名方，然而王清任没有解释血府逐瘀汤的组方思路，对其病机论述也甚少。顾老基于运气"开阖枢"理论分析病机，认为该方主要是针对少阴、少阳之"枢"而设，扩大了该方的应用范围。龙砂弟子基于运气理论运用血府逐瘀汤，在临床取得了非常好的效果。

《素问·气交变大论》云："五运更治，上应天期，阴阳往复，寒暑迎随，真邪相薄，内外分离，六经波荡，五气倾移，太过不及，专胜兼并。"这段话高度概括了运气变化的规律。运气有太过，有不及，还存在胜复交替的复杂变化。而这些复杂的变化特点，正是六气之客气的波荡影响主气所引起的。根据"天人相应"的原理，人体六经必然也会随着客气而波动。如司天或当下客气为太阴湿土，那么人体脾经受邪之几率将大大增加，临证则可从《伤寒论》太阴病篇找方案。《素问·至真要大论》讲："厥阴之至其脉弦，少阴之至其脉钩，太阴之至其脉沉，少阳之至大而浮，阳明之至短而涩，太阳之至大而长。至而和则平，至而甚则病，至而反者病，至而不至者病，未至而至者病，阴阳易者危。"因此笔者在临床上基于此运气理论灵活运用《伤寒论》之经方，效果令人满意。顾老也曾讲，所谓病机，一则为运气病机，二则为时机、时相。据此，临床可将不同病症归于六经时相论治，疗效卓著。信之！

五、运气察宏观，四诊辨微观

五运六气是展现中医"天人相应"观点的核心理论，体现了中医的宏观系统论和整体观。中医从理论构建到临床实践的过程，时刻将人放入天地自然的环境中。因此，中医临证当中也必然要体现从宏观到微观的过程。

《黄帝内经》讲："必先岁气，无伐天和"，临证必须"审察病机，无失气宜""谨候气宜，无失病机"。叶天士在《临证指南医案》中也强调："岁气天和，保之最要……顺天之气，以扶生生。"顾植山老师特别强调要"握机于病象之先"，善抓"先机"。陶国水老师在《因时识宜 随机达变》一文中以2014甲午年的运气常位特点举例："岁土太过，雨湿流行，肾水受邪，民病腹痛，清厥，意不乐，体重烦冤，上应镇星。甚则肌肉萎，足痿不收，行善瘛，脚下痛，饮发中满食减，四肢不举。"六气主病特点为："子午之岁，少阴司天，阳明在泉……民病关节禁固，腰痛，气郁而热，小便淋，目赤心痛，寒热更作，咳嗽，衄䘌，嗌干，饮发，黄疸，喘甚，下连小腹，而作寒中。"针对此常位运气特点，缪问注《三因司天方》分别从岁运和司天、在泉之气的角度，立有附子山萸汤和正阳汤两个方。从临床实践看，这两个方适应证较广，临床效果也好。大家可以查阅龙砂学派的医案。山东中医药管理局贾庆顺副局长讲过，学完五运六气，就如同安装上雷达，实现了远程遥控。此比喻实在贴切。有了宏观的运气思维，则可知很多疾病的来龙去脉，即病之由起和转归。

　　但是人体之病有外感，有内伤，病因病机复杂。有些疾病是由情志内伤或饮食、劳作失宜所引起，与气候的关联性较低。因此，临证不可抛弃中医最基本的四诊。《难经·第六十　难》讲："望而知之者，望见其五色，以知其病。闻而知之者，闻其五音，以别其病。问而知之者，问其所欲五味，以知其病所起所在也。切脉而知之者，诊其寸口，视其虚实，以知其病，病在何脏腑也。"《古今医统大全》说："望闻问切四字，诚为医之纲领。"

　　临证如临阵，用药如用兵，诊病亦和作战一样。运气理论的临床应用与四诊辨证的关系如同军事领域战略和战术的关系。战略泛指对全局性、高层次的重大问题的筹划和指导，主要是针对关于战争全局的方略。而战术则是具体准备与实施战斗的理论和实践，包括战术研究、战斗策略的具体内容。四诊是从微观层面探查疾病的病位、病性、病势，如能结合宏观战略，即可达到兵家"知己知彼，百战百胜"之境。对敌情了解得越清楚，遣方用药越妥当，胜利的把握就越大。

第八章　中医与中国传统文化

五运六气理论涵盖了天文、历法、地理、气候、算数等多个学科，集中反映了传统文化的方方面面。可以说，中国传统文化是中医学发生的土壤，学习中医首先要对此有一个清楚的认识，才能迅速切入其思维核心。就如同结识一个人，首先要了解他的生活背景、脾气秉性，才能懂得如何跟他更好地相处。在历史的发展过程中，中医学与"儒释道"传统文化共同构成了中华文化的核心，并已融入中国人的生活中。中医的思维方式跟传统文化是一脉相承的。

一、黄元御学医之启示

历史上，很多名医大家的学医经历非常值得我们思考。这里给大家介绍一位我的山东老乡——清代御医黄元御老先生。

黄元御是运气理论和临床大家。他的传记里面记载，黄元御为明代名臣黄福的十一世孙。正是因为出生在这样一个"世代簪缨"的书香门第，自幼深受家学影响，黄元御少时就立下"常欲奋志青云，以功名高天下"的志向。从现代人的观念来看，黄元御可以说是一个"富二代"，而且是有志向的"富二代"。可惜天不遂愿，在雍正十二年（1734），也就是他30岁时，遭遇了"因用功过勤，突患眼疾，不得已延医就诊。而庸医误用大黄、黄连等寒泄之剂，致脾阳大亏，数年之内，屡犯中虚，左目完全失明"的人生劫难。科举时代，"五官不正，不准入仕"，黄元御的仕进之路就这样被庸医所断送。但这横来之祸没有将他打倒，反而激发了他"生不为名相济世，亦当为名医济人"的志向。

黄元御当年学医是从《伤寒论》入手的。他在《伤寒悬解》

的序文中对这一过程有详细的说明。"玉楸子涤虑玄览，游思圹垠，空明研悟，自负古今无双。""玉楸子"是他的号。这里可以看出他曾经非常地自信。但即便如此，在读完《伤寒论》后，黄元御还是发出了"考馈灵兰之秘，讵读仲景《伤寒》，一言不解"的感叹。因此，对于很多人反映的《伤寒论》读不懂的问题，我想告诉大家的是，要是一遍就能读懂，那您一定是张仲景再世！我们是初学，看不懂很正常，跟黄老先生当年一样，要对自己有信心，坚持背诵《伤寒论》，功到自然成！黄元御没有放弃，一直在不断地研究、学习。等到"丁巳仲春"，也就是乾隆二年（1737），过了大约3年的时间，"此心未已，又复摊卷淫思"，结果"日落神疲，欹枕假寐，时风静月白，夜凉如水，素影半床。清梦一肱，华胥初回，恍然解矣"。突然就这么悟道了！他的文辞美不美？含有道家之清宏，还有佛家悟道之圣境。这正是所谓"秀才学医，笼中捉鸡"。黄元御先生悟道后就开始着手撰写《伤寒悬解》，最终成为一代宗师，真是令人敬佩。他认为自己所悟的医道是黄帝、岐伯、扁鹊、仲景这"医门四圣"的心法，故将他的经典之作命名为《四圣心源》。

也许是历史的巧合，今天专科学医也是3年，但我们能否达到黄老先生这样的医学境界？事实证明，我们这一代人可能很难达到。深究其原因，我认为黄元御老先生的中医学成就跟他深厚的传统文化功底是密不可分的，而现代人正欠缺这一点，这是我们需要留意的地方。

反思今天的中医教育，尤其是中医学院教育，问题究竟出在哪里？德国慕尼黑大学教授波克特曾说："中医药在中国至今没有受到文化上的虔诚对待，没有确定其科学传统地位而进行认识论的研究和合理的科学探讨，所受到的是教条式的轻视和文化摧残。这样做的不是外人，而是中国的医务人员。他们不承认在中国本土上的宝藏，为了追求时髦，用西方的术语胡乱消灭和模糊中医的信息，是中国的医生自己消灭了中医。"此观点可以说是一针见血！我们今天的教育导致中医学子的传统文化基础太过薄弱，许多人连"天干地支""二十四节气"都不知道。以这样的基础来学习中医经典，最终的结果可想而知。

正是因为缺乏坚实的传统文化基础，学生们也就无法理解中医基本概念的精义，无法辨别教材中中医基本概念的对与错。如"天癸"一词，现行教材将之解释为"人体肾中精气充盈到一定程度时产生的一种精微物质，具有促进机体生殖器官发育成熟和维持生殖功能的作用"。如此解释，真不如解释成西医的精子、卵子更直接，也不会让学生感觉此概念莫名其妙。"天癸"出自《素问·上古天真论》，文中记载："（女子）二七而天癸至，任脉通，太冲脉盛，月事以时下，故有子……七七，任脉虚，太冲脉衰少，天癸竭，地道不通，故形坏而无子也……（丈夫）二八，肾气盛，天癸至，精气溢泻，阴阳和，故能有子……七八，肝气衰，筋不能动，天癸竭，精少，肾脏衰，形体皆极。"这里的"天癸"当与天干有密切联系。天干与五行的配伍中，"壬""癸"对应"水"，在五脏即是肾。因此这里是阐述了人体生理随"天数"的变化规律，反映了古人"天人相应"的基本观点。而我们的中医教材将之物质化、西医化，最终导致中医学生的中医理论是西不西、中不中！难怪邓铁涛等中医界泰斗警示我们，中医院校是在培养中医的掘墓人。我们要深思、反思！

二、大医习业

唐代大医孙思邈的著名医论《大医精诚》在医学界应是无人不晓的。然而在《大医精诚》之前还有一篇非常重要的文章被很多人忽略了。这篇文章便是《大医习业》，顾名思义，即是成为医生所必须完成的"作业"。该篇被列于《千金要方》卷首，足见其重要性。只有懂得怎样"习业"，才有可能达到"大医精诚"。现把这篇文章拿来一起学习，希望能引起大家的重视，并使我们从中获得启迪。

"凡欲为大医，必须谙《素问》《甲乙》《黄帝针经》《明堂流注》、十二经脉、三部九候、五脏六腑、表里孔穴、本草药对，张仲景、王叔和、阮河南、范东阳、张苗、靳邵等诸部经方。又须妙解阴阳禄命、诸家相法，及灼龟五兆、《周易》六壬，并须精熟，如此乃得为大医。若不尔者，如无目夜游，动致颠殒。次须熟读此方，寻思妙理，留意钻研，始可与言于医道者矣。又须涉猎群书，何者？若不读五经，不知有仁义之道；不读三史，不知有古今之事；不读诸子，睹事则不能默而识之；不读《内典》，则不知有慈悲喜舍之德；不读《庄》《老》，不能任真体运，则吉凶拘忌，触涂而生。至于五行休王、七耀天文，并须探赜。若能具而学之，则于医道无所滞碍，而尽善尽美者矣。"

从此文可以看出，孙思邈认为要想成为一名好的医生，首先必须深谙诸部经方，也就是要精通中医专业知识。此外还必须"妙解阴阳禄命、诸家相法，及灼龟五兆、《周易》六壬，并须精熟"，如此才能够成为大医。而这部分内容恰恰是现代学医者的短板，曾经都被看作是迷信的东西而被抛弃。但在孙思邈看来，这些都是学中医者的必备知识。这是我们尤其需要注意和重视的地方。我们在掌握这些内容的基础上，还须"熟读此方，寻思妙理，留意钻研"，才算是学到了。个人认为，这里的"方"当是方术之意比较合理，与《伤寒论》序文中"余素好方术"之"方"同义。

最后，我们还要"涉猎群书"，熟读诸子百家，无所不通，并且"儒释道"三教文化皆须涉猎，乃至把天文、地理、历法、气象等方面的知识融为一体。只有如此，我们才能够于医道无所滞碍，尽善尽美！

还有一点需要注意的是，有些版本把"《内典》"改为"《内经》"，这是非常错误的。因为前文已提到"必须谙《素问》"，而《素问》就是《内经》的一部分；且《内经》的主要内容不是讲"慈悲喜舍"之精神，故不可能重复提及。《内典》其实是代表佛教经典。唐代律宗祖师道宣法师曾撰《大唐内典录》十卷，又作《内典录》。此书在佛典目录学中的地位颇高。近人姚名达谓："《大唐内典录》体例之完善，内容之精详，殆称空前绝后。"佛经讲述"慈悲喜舍之德"，心外无法，故向内求。因此《内典》在这里应该是代指佛经。

我们从孙思邈的论述可知，中医人才必须具备文、史、哲、医四位一体的知识结构才行。当代著名的国学大师南怀瑾先生曾说："中国文化，自古以来，并不如西洋文化，所谓哲学、史学、文学、诗人、政治家，是不同一格的。十八、十九世纪以前的中国，素来是文哲不分、文史不分、文政不分，是混为一体的文化学问。"因此要学好中医，同样需要注意拓展知识结构，尤其是传统文化的内容。

三、文言文的秘密

对于传统文化，很多人反映有学习的意向，但由于文言文的障碍，最终放弃了。文言文对我们近三代人可能都是比较头疼的。有同学曾跟我说："老师，'四大经典'是我们必学的，可是很难懂啊！古人是不是说话都是如此啊？好别扭，好拗口！"这说明我们对文言文还是存在很大的误解。

文言文是中国古代的一种定型化的书面语言。历史上从先秦诸子、两汉辞赋、史传散文，再到唐宋古文、明清八股等，大约沿用了两三千年的时间。古代并没有"文言文"的提法。这一提法是相对近代新文化运动中的"白话文运动"而出现的。由白话文运动可知，古人平时说话也是以白话的方式进行的。白话文就是"使用常用的、直白的、口头的语言写成的文章"，也就是怎么说怎么写。五四运动以后，白话文才成为主流的书面用语。

文言文和白话文这两种书写格式孰优孰劣呢？个人认为，文言文还是有其更大的优势。文言文有两个特色。第一，其行文简练，内涵丰富。在古代，纸张普及之前，文字主要书写在竹简或缣帛上。竹简很不方便，缣帛又价格昂贵。如此，自然要求文言

文的表达必须简练精准才行。而反观现代人的文章，有的可以说
是废话连篇，有效信息太少。第二是"言文分离"，这一特点是最
重要的。南怀瑾先生曾说过，文言文是中国古圣先贤最伟大的发
明，其价值甚至超过我国的火药、指南针、造纸术、印刷术四大
发明。因为语言会随着时代的发展而变化。南怀瑾老先生曾言：
"我们祖先晓得语言三十年一变，所以把语、文分开，把语言变成
独立文字。"古代语言三十年一变，如今可能是五年一变。如果再
考虑网络语言，那就是一年一变。比如，"神马都是浮云""给力"
等，如果不是天天上网的人，肯定就不知所云了。我们的老祖宗
正是发现了这一语言演变现象，本着对后世子孙负责的态度，就
规定书面文字必须按照文言文的固定格式来写。如此，尽管经历
了数千年发展，口语已发生了非常大的变化，但是书面语言却能
保持着相近的格式，使中华文明五千年的经验和智慧得以传承、
弘扬。白话文运动后，现代人读不懂文言文，五千年的历史经验
和智慧都被尘封在了文言古籍当中。据资料显示，单就中医古籍
而言就有 1 万多种，收载方剂 30 余万个。世界上没有任何一个民
族给她的子孙留下如此庞大的、可直接兑现的医学遗产。但我们
还有几人能看懂！

　　事实上，文言文的学习并没有那么可怕。只要平时多留意，
读些文言的文章，一年左右的时间完全可以达到阅读无碍的水平。
一旦能够阅读文言文，那就相当于打开了整个传统文化的宝库。
读《论语》如同跟孔子面对面论道；读《黄帝内经》则如同跟黄帝、
岐伯探讨医理，这将是多么惬意的事！

四、以文入道

　　中医与传统文化互相连通，共成一体。中国的传统哲学、天
文、地理、历法、数学、音乐等是中医理论发生的土壤。中医理
念是古代先贤的哲思，中医的思维模式来自于古人对自然规律的
深入探索和总结。因此，我认为"以文入道"是学习中医的捷径

之一。如果学中医者中国文化知识匮乏，甚至对中国古代文化一无所知，就无法真正了解中医的内涵，更谈不上对中医的继承和弘扬。

习近平主席2010年在墨尔本出席"中医孔子学院"揭牌仪式时曾说："中医药学凝聚着深邃的哲学智慧和中华民族几千年的健康养生理念及其实践经验，是中国古代科学的瑰宝，也是打开中华文明宝库的钥匙。"这句话将中医推到了无以复加的地位，可以说是前所未有的论断。但仔细想想实是中肯之言！为什么呢？在时代发展的今天，我们试看中华传统文化还有多少在传承？唯独中医，融传统文化精华于一身，并能解决实际的临床问题，是活生生的中华文化缩影，所以习主席将中医药学称为"打开中华文明宝库的钥匙"。中医学的思维模式是与传统文化思维一脉相承的。要学好中医，必须重视传统文化。

第九章　中医之秘法，学医之次第

一、师承秘法

学习任何学问、技艺都必须注意学习次序的问题，中医学亦不例外。中医学是一个庞大的体系，若乱了学习次序，会对后面的学习产生很大的影响。就如同没上完小学的人，若直接就上研究生的课程，即使给他研究生的课本，看上十年也难以提高，最终结果可想而知。所以学习的次序是非常重要的。

学中医如何能够快速地取得成绩，其实古人早就摸索出了方法，那就是师承。师承是古代中医最重要的培养方式。《史记·扁鹊仓公列传》记载，扁鹊学医于长桑君，其弟子又有子阳、子豹等人；太仓公淳于意学医于公乘阳庆与公孙光，其弟子有宋邑、高期、王禹、冯信等人。医圣张仲景师从同乡张伯祖，后写成《伤寒杂病论》，传于弟子卫汛、王叔和等。被后世称为"金元四大家"的刘完素、张从正、李杲、朱震亨，同样无不以师承之法承前启后，开宗立派。因此，从古至今，师承教育贯穿中医发展的整个历程。但近代以来，包括中医药在内的整个中华文明体系，遭受到了西方科学思潮与科技文明的冲击，学院教育的培养模式逐渐成为主流，而师徒授受的传承方式则呈现出边缘化的趋势。

在古代师徒模式中，师者通过言传身教，传道、授业、解惑；学者侍诊左右，耳濡目染，潜移默化，在老师的点拨和启发下容易心领神会，掌握精髓，有着独特的优势。而且老师作为一个过来人，会根据弟子学习的具体进程，选择合适的书目推荐，并指明研读次序，这样能大大减少学生走弯路的几率。同时能够对弟子的学习理解及时给予评判。若理解偏差，可及时纠正过来；理解对了，给予肯定和鼓励，使其坚定信心。这对中医这类重视思辨的学术体系来说显得尤为重要。我们现在的一些职业院校就在施行现代学徒制，我个人认为非常有意义。

现在很多人想学中医，但苦于找不到好的中医老师。其实如果实在找不到老师，也大可不必苦恼。其实古代除了传统师承面授方式之外，还有一种特殊的师承形式，那就是"私淑遥承"，非常值得现代人借鉴。如黄元御就是以私淑学习为主，他的代表作《四圣心源》的书名也说明了这一点。又如，"唐宋八大家"之首的韩愈私淑于司马迁。那"私淑"到底是什么呢？在韩愈读书时，司马迁虽然已经过世了，但他专研司马迁的著作，终成一代大家。这种方式在古代就被称为"私淑"。即未能亲自受业但敬仰并承传其学术而尊之为师之意。通过私淑方式学习而大有成就者，比比皆是。如孟子私淑孔子，终成儒家代表人物，被尊称为"亚圣"。所以我们学习中医，如果暂时无法接触到好的老师，可以选择这种方式。中医学几千年的发展历程中，出现了许许多多著名的医家，如张仲景、王叔和、陈无择、叶天士、徐灵胎、黄元御等，而且他们都留有专著可供后人学习。我们只要有信心，一定能学有所成。

二、一门深入，长时熏修

中医学经过长期的发展，产生了不同的学术流派。各流派医家在临床实践的过程中形成了异彩纷呈的学术观点，也成就了中医博大精深的特质。因此，我们要客观看待学术流派问题，这对于初学者尤为重要。

历代先哲给我们留下了汗牛充栋的古籍，但以我个人的经验来看，初学者不宜涉猎太多，最好"一门深入，长时熏修"。可以先选定一位公认的名家，以能看懂他的书及接受他的思想后会比较受益为原则，开始一两年之内就专攻他的著作，从医学理论到临床医案，达到"理法方药"一气贯通。等有定见之后，再旁征他家，博采众长。就如同赶路，你要去一个陌生的地方，若只有一条道，就很容易到达目的地。若前面出现了一个岔路口，又没有人给你指点，那就不知道该如何走了。如果出现的是三岔路口，你选错的几率就达到了三分之二。如果走到的是一个十字街口，你又往哪儿走！现实中确实是这样。我在教学过程中，经常会碰到遇到此类问题的同学。他可能会拿着三本书问："老师您看这句话，这个人这么说，那个人那么解释，第三个人又是一种解释，到底哪个对啊？"我只能告诉他："可能他们都对，就是你错了。"为什么这样说呢？因为每个人站的角度不同，针对的当时提问的对象不同，回答自然也会有所不同。可见，对初学者来说，涉猎太广可能会让自己陷入无谓的争论中来。那么为了规避这些争论和消耗，最好的方法就是首先选一家之言，其他人的先不看。这并不是说别家的观点不好，而是先按照一个人的思路来理解问题，等达到了一定的层次，能够看到中医学的全貌时，就有能力分辨各家不同的观点了。就像一棵树，从不同的角度看，它的形状是不一样的，但你能说这个树不是长那样的吗？因此，按照"一门深入，长时熏修"的方法来学习，可以在最短的时间内，迅速得到定见和自信。

三、重视经典，溯本求源

等我们有了定见之后，千万不要忘了"重视经典，溯本求源"。整个中医学的根本就是"四大经典"。虽然中医学在发展过程中形成了不同的学术流派，但这些流派的代表人物从来没有说过自己创了一个什么派。学术流派都是后人为了方便学习，对某人的学术观点进行总结归纳，而加以命名的。但是现在似乎也有人开始自封为某派创始人了，我认为这是有些不合适的。

不管什么学术流派，其观点没有说是完全独创的，都是以中医四大经典为基础而演化出来的。就像一棵树，根只有一个，但长出了不同的枝叶，开出不同的花，结出不同的果。当我们没有意识到这个问题的时候，可能会陷入无谓的争论，甚至"自相残杀"。就好像我们在武侠片里看到的，不同门派的徒子徒孙们往往是"我高你低""自赞毁他"，打得不可开交。但到了师父这一辈就能包容些了。再往上，发现彼此其实有同一个老祖宗。因此，随着学习的深入，等我们悟到"根"的层面，就不会"打"了。如同我们的左手痒了，右手自然就来挠，因为它们是一体的。当我们不知道彼此互为一体的时候，就会相互计较、打架。本是一体，却彼此分别，这是不行的。当我们真正地找到"根"的时候，就不会再分彼此了，就能够融会贯通了。中医学的根在四大经典上，所以学中医要重视经典，溯本求源，回归到根上来。希望学习中医的同学要有开放、包容的心态，不要轻易去评论别的医家怎么样，只管自己学得如何就好。

四、智者察同，愚者察异

《内经》里面有个很重要的原则，"智者察同，愚者察异"。"智者察同"的意思是有智慧的人在观察事物的时候会看到共性；"愚者察异"的意思是不聪明的人往往是看事物间的差异性。就像很多人把个性的东西当成共性的东西，所以就跟别人格格不入。

生活中，我们首先应该看到共性的东西，再考虑差异性。老子曰："知人者智，自知者明。"我们要认识别人，没有必要非得一个一个地去研究。只需要返观内视，观察、体悟自己的所思、所想、所需，就自然可以知道别人的了。因此最重要的是认识和寻找共性。如果我们把主要精力放到差异上，得出来的结论往往容易以偏概全。学中医亦是如此。中医的主体是四大经典，这是共性的东西。后期虽然出现各种医学流派，但是没有哪个流派把《伤寒论》《黄帝内经》束之高阁的。历代不同医家都在重新阐述《内经》《伤寒论》等经典。所以在我们的学习过程中，80%以上的知识是具有共性的。就如同一棵树一样，"一个根"是四大经典。由于地域、文化背景等因素的差异，各个医家对经典的阐述有所不同，因此出现了不同的流派，就如同结出不同的果。所以在学习《内经》《伤寒论》等经典的时候，只有把握住了最基本的共性的东西，才能更好地领会各学派的特色。如果我们一开始只抓个性的东西，忽略了它的"根"，那所谓的特色也必将失去生命力。如近年来"扶阳理论"盛行，扶阳学派的特色是善用附子，温补肾阳。但有些人看了几本扶阳理论的书，就开什么方子都用附子，觉得用上附子就是扶阳派了，这真是大错特错！扶阳派的祖师郑钦安在《医理真传》一书中，将阳虚、阴虚各立专卷，病况不同，方药亦异。若认真研读本书，便能知道，首先要排除了阳证，剩下确定是阴证的才能用附子，并不是所有病人不管何病都要用附子。这就是错把"异"的东西当成"同"的东西了。可见，学习中医要重视"根"，即四大经典。要想在理论上进行创新，也还是要回归经典。

五、轮扁斫轮的启示

在《庄子·天道》中有个"轮扁斫轮"的故事，对知识分子而言非常具有哲理性，值得体味。尤其是对我们学医者，更具有现实意义。

"桓公读书于堂上，轮扁斫轮于堂下，释椎凿而上，问桓公曰：'敢问，公之所读者，何言邪？'公曰：'圣人之言也。'曰：'圣人在乎？'公曰：'已死矣。'曰：'然则君之所读者，古人之糟粕已夫！'桓公曰：'寡人读书，轮人安得议乎！有说则可，无说则死！'轮扁曰：'臣也以臣之事观之。斫轮，徐则甘而不固，疾则苦而不入，不徐不疾，得之于手而应于心，口不能言，有数存焉于其间。臣不能以喻臣之子，臣之子亦不能受之于臣，是以行年七十而老斫轮。古之人与其不可传也死矣，然则君之所读者，古人之糟粕已夫！'"

意思是说，有一次齐桓公在堂上读书，他的造车工人轮扁在堂下砍削木材制作车轮，轮扁就问桓公："请问您读的是什么书呢？"桓公说："我读的是圣人的经典。"轮扁问："那作书的圣人还在吗？"桓公说："这些圣人已经过世了！"轮扁就说："那您所读的不过是古人留下的糟粕而已！"桓公就很不高兴，说道："我读书，做轮子的匠人怎么能议论！你要是能说出个道理来，就放过你，不然就把你处死！"轮扁说："我只是个做车轮的，那我就用这件事来比喻吧。做车轮的时候，轮孔宽舒则滑脱不坚固；轮孔紧缩则会造成轮辐滞涩难入。我做得不紧不舒时，车轮是最好的。我虽然得心应手，其中的度数、分寸却不能明白地告诉我的儿子，我儿子也未能得到做轮子的经验和方法，所以我现在已七十岁了，还要自己做车轮。古人思想的精华是无法言传的，他们死了，这些精华东西也都死去了。这样看来，古代圣人所得的"大道"也是不能传下来的，所以您所读的书，难道不是古人留下的糟粕吗？"由这则故事可知，师父最多只能教你规矩方圆，而不能把修习的造诣传给你。如教拳的老师，也只能把招式教给你，却无法把他的功夫传给你。读书的人，常以为书本上的文字很可贵，其实言外之意才更可贵。会背书的人，不一定会读书啊。

看完了这个故事，我们能否从中获得一些体悟？真东西是无法言传的，需要我们躬亲体证。学中医亦是如此。所以中医很难教，主要靠大家自己去体悟。

《庄子》原文中关于这个故事还有一段精彩点评。

"世之所贵道者，书也。书不过语，语有贵也。语之所贵者，意也，意有所随。意之所随者，不可以言传也，而世因贵言传书。世虽贵之，我犹不足贵也，为其贵非其贵也。故视而可见者，形与色也；听而可闻者，名与声也。悲夫！世人以形色名声为足以得彼之情。夫形色名声，果不足以得彼之情，则知者不言，言者不知，而世岂识之哉！"

世人所贵重的道，载见于书籍，正所谓"文以载道"。但书籍只不过是被记录下来的语言，语言自有它的可贵之处。语言所可贵的是它能表达出的意义，意义有它的指向之处。而意义的指向之处是无法用言语传达的，但是世人因为注重语言而传之于书。世人虽然重视书籍，但我觉得不足为贵，因为他们重视的并不是值得贵重的东西。所以说，可以看得见的是形状和色彩；可以听得到的是名称和声音。可悲的是世人以为从形状、色彩、名称、声音就足以获得那大道的实际情形。其实这些实在是不足以表达大道的实际情形的。得道的人不能描述，能说出来的人未得道，那世人又岂能认识它呢！

　　历代中医先贤将他们的体悟和经验流传于经典，我们在学习的时候要明思善悟，不要"死"在文字本身，学会体会"弦外之音"方是归宿。其实这个故事跟佛家"以指为月"的典故不谋而合。佛陀用手指指着月亮，告诉别人那就是月亮。结果，听法的人却认为手指就是月亮。因此，我们用言语、文字来表述思想是有缺陷的，可能会出现言不达意的情况。善学者若能悟到言外之意，才算是真正地学到家了。

第十章　中医情志与疗病

现代学科被人为地分为自然科学和人文社会科学，且彼此之间存在着不可逾越的鸿沟。因此西方的生物学和心理学就分属两大类不同的学科。但中国古代的生命观不像西方那样只把重点放在形体解剖上，而是将形体与心理完美地统一起来，成就了独具特色的东方神秘生命观。

一、"形与神俱"的生命观

《素问·上古天真论》在开篇就告诉我们："形与神俱，而尽终其天年，度百岁乃去。"中医认为生命是由两部分组成的。一部分是形体，也就是现代解剖层面的形体结构，看得见，摸得着。另一个部分是"神"，是无形的。这同《周易·系辞》中"形而上者谓之道，形而下者谓之器"的宇宙观完全统一。

关于"神"的解释，《素问·八正神明论》云："请言神，神乎神，耳不闻，目明，心开而志先，慧然独悟，口弗能言，俱视独见，适若昏，昭然独明，若风吹云，故曰神。"这与禅宗的观点多么相似。"神"就是本性，不可说，开口即错！《灵枢·九针十二原》中还有一处关于"神"的描述："神乎神，客在门。"神就像客人，一旦走了，就只剩下形体这个躯壳了。明代张景岳在《类经》中说："形者神之体，神者形之用；无神则形不可活，无形则神无以生。"古人看待生命，认为形体只相当于"神"的房子而已，它仅仅起到了一个辅助的作用，而真正发挥主宰作用的是"神"。因此以"儒释道"三家为主体的传统文化也将最主要的精力放在了精神层面的研究上。中国文化和哲学经历几千年的发展，始终没有离开形而上的"神"的本体。我们在学中医的过程中要看清，更需要讲清传统文化的特点。习近平主席曾指出，要讲清楚中华文化积淀着中华民族最深沉的精神追求，是中华民族生生不息、发展壮大的丰厚滋养；讲清楚中华优秀传统文化是中华民族的突出优势，是我们最深厚的文化软实力。

　　对于这个"神"字，我们很多人误解了其基本意思。"神"字按照篆书的写法（图10-1），左边是一个"示"。"示"字上面一个短横，下面一个长横，代表"上"的意思；下面三竖垂下来像旗帜一样。上、下两部分合起来是"上天垂象"的意思，就是自然表露出的自然现象。右边是一个"申"字，表示有"天、地、人"三个关口。如果能够通天彻地，搞清楚天文、地理、人事的各种规律和现象，那就是"神人"。所以"神"是智慧的意思。

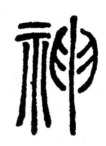

图 10-1　"神"字

二、与时偕行

　　《黄帝内经》中很大篇幅的内容讲解的是自然环境与疾病的关系。这是因为古代社会生产力低下，人们改造自然环境的能力低，所以自然环境失调所导致的疾病在人类所有疾病中占据了较重要的部分。也正是由于古代生产力低下，整个族群要想生存，则须团结起来，一致对外。所以人与人之间处理相互关系的能力就会比较强，人人懂得自我约束，自我调节。这在农村现在还能看到。农忙时，如果小麦熟了，不赶紧抢收完，麦粒就落到地里了。于是家家就自觉联合起来，谁家的小麦先熟就先帮谁收。因此乡亲们都懂得自觉尽力维持彼此间相对稳定的关系。如果某人特别有"个性"，邻居都与其绝交，那他在农村的环境中就很难生存下去。所以生活在这样环境下的人们情志致病的情况也较少。正因如此，《内经》成书时代的社会状态就影响了此书的关注内容，造成其中对心性、心理等情志因素的阐述较为分散，易被学医者所忽略。

但若把这些阐述整理到一起，内容也还是很丰富的。

我们现在这个时代，科学技术和生产力迅速发展，人们的生活环境已经发生了很大的改变。随着城市化进程的不断推进，人与人的关系也变得越来越淡薄。大部分人可以自己"关起门来朝天过"，甚至出现了"宅男""宅女"群体。虽然人类改造和适应外界环境的能力越来越强，但自我改造的能力反而越来越弱。且现代人越来越强调个性而忽略群体。所以，情志因素逐渐成为当代人主要致病因素之一。

中医讲，"养生先养心"。20世纪末很多哲学家和医学家曾预言，21世纪将是精神类疾病的世纪，也就是说现在这个时代最难医疗的是精神类的疾病。现在经过近20年的时间，这一情况似乎已初见端倪，精神类疾病正在逐渐成为困扰人类的主要疾病。时代变迁，随着经济的高速发展和生活节奏的不断加快，人们的内心越来越浮躁。情绪若控制不好，就很容易对身体产生有害的影响。所以为医者必须懂得与时偕行，关注中医与时代发展的关系，重视人们的心理健康。

三、中医情志致病

（一）"病"字本义

病，即疾病，是指具有特定病因、发病形式、病机、发展规律和转归的一种完整的病理过程。我们现在抛开教材的概念，来分析"病"的内涵。其实中医的很多奥秘就藏在文字本身里。"病"字，篆书为"𤵸"，左边部分是床的意思，人病就躺在床上；右边是个"丙"字，丙是天干之一，五行属火，位于南方，南方对应心。"心为君主之官""主不明则十二官危"，也就是说，"心"才是疾病的根源所在。如果不明白相关配属含义，就看不懂文字的本义，自然也很难读懂古代中医典籍。

我国传统文化也是以"心"为中心，到明朝更是直接提出了

"心学"。我们学医者要留意于此。今天很多人就是不会用心。《礼记·大学》云："大学之道……在止于至善"，其实就是让心保持阴阳平和的状态，不要有太大的波动。正如范仲淹所说，"不以物喜，不以己悲"。而现实中，我们的内心常常是"千思百虑""思前想后"。这叫做"妄想"，往往对现实无益，反而增添烦恼。所谓"制心一处，无事不办"，做事情要将心归到一处，就什么事都能做好。就像开车一样，在高速公路上以每小时 120 公里的速度匀速行驶，百公里油耗大概是五六升；若是在城市中心，走走停停的，油耗则在十升以上。所以学会用心是门高深而重要的学问。我们对传统文化要有一个清楚的认识，不要走向形式，要紧紧抓住其教育的本质才能受益。曾有人跟我说，传统文化都是迷信。我就反过来问他，《心经》你背过了没有？他说没有；《道德经》读过没有啊？他说也没读过；那《孝经》读过没有？也没有。我就说，你才是真迷信！你连看都没看过，竟然张口就说这些都是迷信，就敢作判断，所以你信是迷信，不信也是迷信。我们今天很多人的问题就在这里，道听途说，人云亦云。要记住，"实践是检验真理的唯一标准"。对于传统文化，首先要真正了解它，然后才能形成判断，才有话语权。

人体气血是产生神志的物质基础。气血会影响人的心理，反之心理也会影响气血。人所有的行为都由"君主之官"——心来支配。内心情绪强烈的、超出机体正常调节范围的变化，必然会引起疾病。《素问·移精变气论》云："往古人居禽兽之间，动作以避寒，阴居以避暑，内无眷慕之累，外无伸宦之形，此恬憺之世，邪不能深入也。"古人恬淡处世，如道家所讲的"无欲无求"，能够做到"内无眷慕之累，外无伸宦之形"，就很容易达到"恬淡虚无，真气从之，精神内守，病安从来"的境界。其实我们现在生活中的很多烦恼都是源于对目标或希望的执着。若不明此理，很容易为境所困。俗语云，"心病还须心药医"，患者必须从理上参透，才能将自己被禁锢的心解脱出来。

《素问·阴阳应象大论》亦云："惟贤人上配天以养头，下象地以养足，中傍人事以养五脏。"法天象地，就是最好的养生心法。如何养心？天空万里无云，阳光普照，我们的情绪就好；若阴雨不断，人就感到不舒服。所以每天内心要阳光些。如何养身？大地厚德载物，转动不休。身体要效法大地来活动，为别人付出，就是最好的养生大道。生活中，很多长寿老人都是老太太。仔细观察她们的日常行为，完全符合《黄帝内经》的养生原则。她们有些人甚至不识字，每天就是围着锅台转，但心里想得非常简单，把家人伺候好就行了。身体从早到晚地操劳，而脑子里不想事，所以长寿也是必然。而我们很多人整天坐着不动，脑子却胡思乱想，完全跟中医的养生之道反着来，这样不得病才怪。所以我们要想活得健康一点，长寿一点，可以多学学老太太。古人讲，"平常心是道"。善用其心，方是祛病养生之道。嵇康在《答难养生论》中说："养生有五难，名利不灭，此一难也；喜怒不除，此二难也；声色不去，此三难也；滋味不绝，此四难也；神虑转发，此五难也"，值得我们现代人警惕！

（二）七情致病

中医将人的正常的情志归纳为"喜、怒、忧、思、悲、恐、惊"，称为七情。在与五脏的对应中，悲、忧归肺，惊、恐归肾，这样跟"怒、喜、思、悲、恐"五志就统一了。人体的气血是产生情志活动的物质基础，而情志又会反过来影响人体气血。《素问·举痛论》云："百病生于气也。怒则气上，喜则气缓，悲则气消，恐则气下……惊则气乱……思则气结。"七情本是正常的生理活动，但是突然、强烈或过于持久的精神刺激，超过了人体本身的耐受程度，便会成为内生性致病因素，使体内气机紊乱，阴阳气血失调，从而导致疾病的发生。

《四圣心源》云："木生而火长，金收而水藏。当其半生，未能茂长，则郁勃而为怒，既长而神气畅达，是以喜也。当其半收，将至闭藏，则牢落而为悲，既藏而志意幽沦，是以恐也。物情乐升而恶降，升为得位，降为失位。得位则喜，未得则怒，失位则恐，将失则悲，自然之性如此。"这里就将情志的产生与气血之间的关系阐述得直白、透彻。道家为什么强调"清净虚无"，就是因为"清净虚无"是"一"的状态。没有升就没有降，没有喜也就无所谓悲。《心经》亦云："是诸法空相，不生不灭，不垢不净，不增不减。"这才是生命本源的状态，也是人体气血最稳定的状态。否则，五志七情失度，则百病丛生。

怒，五行属木，应肝。六淫邪气中，风为百病之长。在情志致病中，也是"怒"为百病之长。生活中最容易出现的情绪也是怒。当外界的环境不顺意时，人们往往马上就会产生恚怒之心。中医认为怒有两种，一种是暴怒，一种是郁怒。暴怒者通常大发脾气，甚至破口大骂。这类人本身肝胆病的发病率不高，因为暴怒也是肝气发泄的一种途径。但他们周围的人就倒霉了，受他们情绪的影响，天天郁怒，反倒容易得肝胆病。因此，我们生活中如果跟容易暴怒这种性格的人相处，不要太把他们的发怒当回事。《西游记》里有句话叫"跳出三界外，不在五行中"。其中意思很简单，如有人惹你生气，那你就被怒气"困"住了。怒属木，就是木行来"克"你。遇到悲伤的事情，是金行来"克"你。如果能不被情绪所困，自然就"不在五行中"了。因此，我们学习一定要用来指导生活。自然的规律就是变化，变是一定的，不变才是奇怪。我们要承认并接纳这些变化，才能不容易被怒气等不良情志所困。

"六经之首"的《易经》，其主旨就是告诉我们世事都是变化的，并且凝练出了事物变化的规律。有智慧的人会主动从内心里接纳变化，并顺从变化的规律。我们生活中的很多痛苦往往是由于不承认或不接受改变所致，常常固守以自我为中心的观念而陷入情绪的牢笼中。《易经》的"泰卦"和"否卦"告诉我们，人生的秘密就是要懂得与人、与事、与物有效交流，客观地看待和接受生活中的一切变化。如此才能明白人情世故，懂得事物的变化规律，从而做到"随缘而变，随缘不变"，用智慧去解决问题。

喜，五行属火，应心。常言道，"人逢喜事精神爽"。又，万物"喜得而恶失"。因为人的气血阴阳和情志是一体的，当心情不好时候，阳气不得升发，就往往表现为"阴"。俗语云，"人生不如意事十之八九"，那么要想活得幸福就应"常想一二"。但幸福来得太突然，未必都是好事，"范进中举"就是一个典型的例子。范进因突然的大喜造成心气涣散不收，所以疯了。因此，我们对"得"和"失"要能够看透。得到了高兴，失去了也高兴，这是一种人生的智慧。因为变化是一种客观存在的规律。所以，古人告诉了我们一个很重要的原理——祸福是相依的，就看我们选择怎样的态度去面对。

与人相处时，可以采取"四摄法"，第一是"布施"，第二是"爱语"，第三是"利行"，第四是"同事"。第一种"布施"，就是送人礼物，跟人家结感情、结恩惠；第二"爱语"，就是对他人真实爱护的教导，要有真实、诚恳的爱心，还要有善巧方便，才能够有摄受的力量；第三"利行"，是利益别人的行为；第四"同事"，即别人喜欢做什么事，可以跟他一起去做。这个需要高度的智慧，他要是干不好的事，你没有智慧而跟他同事，那就惨了。这四种方法，我们在生活中可以去实践、运用，总的原则就是顺应人们"喜得"的规律。大家要注意去把握这种规律，慢慢就会发现我们的人际关系越来越好。

思，五行属土，应脾。中医认为，"思则气结"。思虑过度，或所思不遂，会影响机体正常的气机运行，导致气滞。日久则气结不畅，脾不升清，胃不降浊，百病随之而起。因此生活中若遇到思虑难解之事，最好减少饮食。往事悠悠，不堪回首，劝君事事随意，切莫强求。

悲、忧，五行属金，应肺。《素问·举痛论》云："悲则心系急，肺布叶举，而上焦不通，荣卫不散，热气在中，故气消矣。"当我们心生悲伤而恸哭时，哭声不会超过 1 小时，就没音了。这就是"悲则气消"的最好例证。另外，现在老年人肺癌发病率较高，个人认为，这与今天的社会环境不无关系。随着我国城市化进程的加快，很多年轻人都背井离乡外出打拼。哪个老人不担忧自己的孩子？担忧过度则易产生肺部的疾病。《常回家看看》这首歌，唱出了多少老人的心声。愿年轻人都能够如歌中所唱，常回家看看，平复老人的担忧之心。

恐、惊，五行属水，应肾。很多人一到考试前就想跑厕所，因为紧张、恐惧。但也有同学说从来不去。不去的一般不出两种原因，一种是已经胸有成竹了；另一种是属于"死猪不怕开水烫"的，考满分和考零分对他来说一个样，心都不动。因此，你只要"心动"，就一定产生情绪波动，从而影响气机。大家学医要把这些学习的内容贯穿起来，落实到生活当中去，才能学得更有兴趣。

中医把人正常的寿命叫做"天年"，应该是 120 到 150 岁左右。唐代大医孙思邈活了 141 岁。当代河南来佛寺有个海贤老和尚活了 112 岁，临终前一天还依旧在劳作，他一生的行持值得我们效法。有调查表明，长寿老人的一个共同特点就是"心量大"。这样他们的情绪波动就很少，气血运行就相对平稳。对于大部分人来讲，"人生七十古来稀"，活到七老八十就觉得年龄很大了，其实才活了一半。而导致短命的一大因素就是七情怫郁。整天怒、喜、忧、思、悲、恐、惊的情绪不断波动，像过山车一样，怎么能长寿？

（三）训诂解"心"

中国的文字是世界上最具智慧的文字。很多字本身的结构就体现了其内涵，我们要懂得"会意"才行。七情都与"心"有关。因此，我们将一些带"心"的汉字找出来研究，以体会中国文化的中心内涵。

"怒"，上"奴"下"心"。当我们发怒时，心就成为情绪的奴隶。发完怒，往往又后悔，但下次依旧如此。如果能改变自己，就是圣人的境界。《论语·卫灵公》中记载："子贡问曰：'有一言而可以终身行之者乎？'子曰：'其恕乎！己所不欲，勿施于人。'"生活中懂得宽恕别人是最高的智慧，不要拿别人的错误来惩罚自己。从"恕"字来看，宽恕别人就是宽恕自己，将自己的内心解放出来，使其恢复本来的状态。"意"的组成是"音"和"心"。俗语云，"说者无意，听者有心"。我们生活当中有多少烦恼、矛盾是会错意造成的？只因知音"可遇不可求"。"思"，上"田"下"心"。一切的烦恼都是源于方寸里分隔、掂量，心不宁静。情和性，是我们本心的两个面。用阴阳来分类，情为阴，性为阳。生情的时候就是心里"阴面"的作用。我们很多苦恼都是因情而来的，情不要动。性属阳，是我们每个人本有的。"人之初，性本善"。性，字意即"生心为性"。所以通过这些字就能明白在生活当中如何来用心守神。

现在有些人说中医跟传统文化没有多大关系，这是对中医没有深刻的理解。中医的母体文化就是传统文化。随着今天科技的发展，用现代的一些知识能够解释中医的一部分理论。但如果想完全依靠现代科学来学习或解释中医的全部内容，就极有可能会丢掉我们中医的原创性思维。这种做法在短时间、小范围内可能会收到一些成效，但从长远来看，是对中医的毁灭性打击。

（四）以情胜情

《四圣心源》云："心之志喜，故其声笑，笑者，气之升达而醋适也。肾之志恐，故其声呻，呻者，气之沉陷而幽菀也。肝之志怒，故其声呼，呼者，气方升而未达也。肺之志悲，故其声哭，哭者，气方沉而将陷也。脾之志忧，故其声歌，歌者，中气结郁，故长歌以泄怀也。"七情各有其独特的外在表现，或哭或笑，皆有其征兆。情志分属五脏，对应五行，自然存在生克的关系。其相生关系为"喜生思，思生忧、悲，忧、悲生恐、惊，恐、惊生怒，怒生喜"；相克关系为"怒克思，思克恐、惊，恐、惊克喜，喜克忧、悲，忧、悲克怒"。通过五行生克关系，借由相应的情绪，即可达到"以情胜情"的疗病目的。这是我们中医治疗情志疾病的特色。

《吕氏春秋·至忠》记载，战国时齐湣王患病，派人迎请当时的名医文挚。文挚诊病后跟太子说，大王的病肯定可以治好，但"王之疾已，则必杀挚也"。太子问："何故？"文挚对曰："非怒王则疾不可治，怒王则挚必死。"太子叩头下拜，极力请求说："如果治好了父王的病，我和我的母亲会以死来向父王求情以保全您的性命。父王一定会答应我跟我母亲的请求，希望先生不要担忧。"文挚就说："诺。请以死为王。"古代的名医将自己的生死看得非常淡，明知道会丧命，但还是冒死而行，显示了高尚的节义。于是文挚跟太子约定日期去给齐王治病，但是三次说好要去都没有去，齐王本来就已经被激怒了。文挚来了，不脱鞋就上床踩着齐王的衣服，问齐王的病。在古代，人们非常重视君臣之礼，但文挚到了大殿以后，鞋也没脱就上去了，就是为了激怒齐王。不过这个齐王还是比较有涵养的，到了这份上还没有发作，只是"怒而不与言"。于是文挚"因出辞以重怒王"，又说了些很难听的话来。齐王高声大骂，翻身而起，"疾乃遂已"。可惜人的情绪很难控制，最终齐王"大怒不悦，将生蒸文挚"，太子与王后求情也没有结果。这个故事就是"怒胜思"的典型案例。愤怒本来是一种不良的情绪，但愤怒可引起阳气升发、气机亢奋，造成"怒则气逆""怒则气上"的生理效应，可以起到忘思虑、解忧愁、消郁结的作用。由此可见，善用情绪，"以情胜情"，亦可是治病的妙法。"金元四大家"之一的张子和老先生就有很多此类的医案可以借鉴，大家可以参看其《儒门事亲》一书。

《灵枢·口问》云："悲哀愁忧则心动，心动则五脏六腑皆摇。"千经万论都在讲，这个心不要随随便便地动。《灵枢·本脏》又云：

"志意和则精神专直。"我们要懂得守神，要专注。而我们的心经常是外散的，控制不住自己。面对外界环境的影响把持不住，就会被环境所扰，严重了就会导致生病。若能守神专注，则"魂魄不散，悔怒不起，五脏不受邪矣"。这就告诉了我们中医的心法。当出现情志之病时，可以思考其中的生克关系，心领神会，恰当应用。"范进中举"的故事中，突然中榜的刺激导致范进心气涣散不收而疯癫，作者有意安排其屠夫老丈人打之而使其清醒，说明作者可能也是中医的高手，无形中运用了"恐胜喜"的方法。"悲胜怒"之法在生活中更是常见，如父母大怒之时，看见孩子大悲而哭，自己也不由伤心，怒气则消。当患者出现恐惧心理，引导其深思熟虑，自会平之。心情悲伤之时，悦而对之，就能化解。因此，中医"以情胜情"的治疗方法有其独特的临床价值，值得我们进一步研究。

四、《内经》"二十五形人"与性理疗病

我们今天的医学模式正在逐渐向"生物－心理－社会"的综合模式转变，心理学与医学的融合是未来医学发展的必然。而《内经》"二十五形人"正为我们提供了一个基本思维框架。

（一）二十五形人

中医认为，"有诸内者，必形诸外"，这给我们提供了一个"知外察内"的思路，成为中医"望而知之谓之神"的基础，在临床上我们要注意该理论的应用。根据这一思想，人体内在的心理状态必然会表现于外在的形态上。在《灵枢·阴阳二十五人》中就明确记载了按照五行理论，"别而以候，从外知内"来认识人体的方法。

"愿闻二十五人之形，血气之所生，别而以候，从外知内，何如……岐伯曰：先立五形金木水火土，别其五色，异其五形之人，而二十五人具矣。黄帝曰：愿卒闻之。岐伯曰：慎之慎之，臣请

言之。

"木形之人，比于上角，似于苍帝。其为人苍色，小头，长面，大肩背，直身，小手足，好有才，劳心，少力，多忧劳于事。能春夏不能秋冬，感而病生，足厥阴佗佗然。大角之人，比于左足少阳，少阳之上遗遗然。左角之人，比于右足少阳，少阳之下随随然。右角之人，比于右足少阳，少阳之上推推然。判角之人，比于左足少阳，少阳之下栝栝然。

"火形之人，比于上徵，似于赤帝。其为人赤色，广𱖶，锐面小头，好肩背髀腹，小手足，行安地，疾心，行摇肩，背肉满，有气轻财，少信多虑，见事明，好颜，急心，不寿暴死。能春夏不能秋冬，秋冬感而病生，手少阴核核然。质徵之人，比于左手太阳，太阳之上肌肌然。少徵之人，比于右手太阳，太阳之下慆慆然。右徵之人，比于右手太阳，太阳之上鲛鲛然。质判之人，比于左手太阳，太阳之下支支颐颐然。

"土形之人，比于上宫，似于上古黄帝。其为人黄色，圆面，大头，美肩背，大腹，美股胫，小手足，多肉，上下相称，行安地，举足浮，安心，好利人，不喜权势，善附人也。能秋冬不能春夏，春夏感而病生，足太阴敦敦然。大宫之人，比于左足阳明，阳明之上婉婉然。加宫之人，比于左足阳明，阳明之下坎坎然。少宫之人，比于右足阳明，阳明之上枢枢然。左宫之人，比于右足阳明，阳明之下兀兀然。

"金形之人，比于上商，似于白帝。其为人方面，白色，小头，小肩背，小腹，小手足，如骨发踵外，骨轻，身清廉，急心，静悍，善为吏。能秋冬不能春夏，春夏感而病生。手太阴敦敦然。𱖶商之人，比于左手阳明，阳明之上廉廉然。右商之人，比于左手阳明，阳明之下脱脱然。大商之人，比于右手阳明，阳明之上监监然。少商之人，比于右手阳明，阳明之下严严然。

"水形之人，比于上羽，似于黑帝。其为人黑色，面不平，大头，廉颐，小肩，大腹，动手足，发行摇身，下尻长，背延延然，不敬畏，善欺绐人，戮死。能秋冬不能春夏，春夏感而病生。足少阴汗汗然。大羽之人，比于右足太阳，太阳之上颊颊然。少羽之人，比于左足太阳，太阳之下纡纡然。众之为人，比于右足太阳，太阳之下洁洁然。桎之为人，比于左足太阳，太阳之上安安然。是故五形之人二十五变者，众之所以相欺者是也。"

以上文字为我们描述了按照肤色、体形、禀性和对自然界变化的适应能力等方面的特征，将人们归属于木、火、土、金、水五种不同的类型。再根据五音太少、阴阳属性、体态和生理特征等，又将每一类型划分为五类，即成为二十五种类型，对人体外在的形体与内在的心理个性进行了高度的概括。历代医家对此均有发挥，值得深入挖掘、研究。

（二）性理疗病

清末民初的农民教育家王凤仪老先生，运用传统阴阳、五行思想，开创了独具特色的性理疗病方法。性理疗病的"性"是指每个人身上具有的秉性。可惜其身处一个落后、动乱的历史时期，因此限制了其学术思想的传播。凤凰卫视原著名主持人梁冬称他为"儒家的慧能"，认为王凤仪先生"100多年前的思想，但却可以和我们现代人遥相呼应"。刘有生老先生，20岁时身患绝症，聆听王凤仪性理疗病原理后成功战胜病魔，深刻领悟到其中精髓。随后他以终生弘扬王凤仪先生之学说、推广性理疗病之法为己愿，活跃在民间。广西中医药大学刘力红教授也曾跟随其学习王凤仪先生的学术思想和性理疗病方法，此学说当时还引起了医学界的关注。近年来，刘有生老先生多次应邀到广州、深圳、哈尔滨、杭州等地，以及北京大学、清华大学、广西中医药大学等高校演讲，帮助了无数的患者，赢得了大众的高度赞誉，值得我们学医者借鉴和研究。

1. 五毒学说

王凤仪老先生总结了我们身体存在的负面情绪，从而提出"五毒学说"。五毒包括"怒、恨、怨、恼、烦"，分别对应肝、心、脾、肺、肾五脏，木、火、土、金、水五行。

"怒"字，篆体为"	"。上面是双手交叉，很形象。"奴"加"心"，生气的时候就变成了情绪的奴隶了。

"恨"字，篆体为"	"。左为"心"，右边为"艮"，瞪眼的意思。嗔恨别人，瞪着眼睛发怒。

"怨"字，篆体为"	"。上面左边是卧转意，右面是信用之"印"字，下面是个"心"。合起来看，是心没有主见的时候，倒在那里发牢骚。提示我们平时遇事要坚定自己的信念，要想办法解决问题，而不是一味地抱怨。

"恼"字，篆体为"	"。从字形来看，似乎是看到别人好了就脑袋、心里不舒服了。恼人就是嫉妒人，嫉妒心重的人说话都是酸酸的。

"烦"字，篆体为"	"。左为"火"，右为"首"。热扰心烦之意。《说文解字》解释为"热头痛也"。人正常应该是"阴平阳秘"，当阳气封藏不住而上扰，就会心烦。

这五种负面的情绪是我们生活中最常见的，分别伤害人体五脏。怒伤肝，恨伤心，怨伤脾，恼伤肺，烦伤肾。此学说与中医情志学说有诸多相通之处。

2. 五行人

在五毒学说的基础上，按照人不同的秉性，分属"木火土金水"五大类型；每一大类又分为阴、阳两类。阳者为正，为积极状态；阴者为邪，为消极状态。

木性人分为阳木人和阴木人。"甲乙木"，甲为阳木，乙为阴木。

阳木性人的特点是有仁德、正直，有主意、判断力强，能够担当重任；阴木性人往往表现为多怒，倔强、硬碰硬、执拗，好顶撞、好亢上、多不孝等特点。

阴木性人易怒，怒伤肝，会造成头晕眼花、耳聋、牙疼、嘴眼歪斜、半身不遂等肝胆系统的疾病。

火性人分为阳火人和阴火人。"丙丁火"，丙为阳火，丁为阴火。

阳火性人的特点是明理、守礼；阴火性人往往具有恨心强、性情急躁、虚荣心强，好争贪、好淫欲，做事冒失、有始无终等特点。

阴火性人好恨，恨伤心，会造成冠心病、心肌炎、心积水、二尖瓣狭窄、心肌梗塞、癫狂失语等疾病。

土性人分为阳土人和阴土人。"戊己土"，戊为阳土，己为阴土。

阳土性人具有信实、宽大能容、笃行实践等特点；阴土性人则往往表现为怨气重、死板固执、认死理、愚笨刁难等特点。

阴土性人多怨，怨伤脾，会造成胃脘痛闷、胀饱、噎嗝、霍乱、胃炎、胃溃疡、胃癌等疾病。

金性人分为阳金人和阴金人。"乙庚金"，乙为阳金，庚为阴金。

阳金性人有义气、豪爽、果断、活泼灵敏；阴金性人好恼善嫉，往往悲观多情、笑里藏刀、命薄受贫。

阴金性人好恼，恼人伤肺，常易罹患气喘、咳嗽、吐血、肺炎、肺结核等疾病。

水性人分为阳水人和阴水人。"壬癸水"，壬为阳水，癸为阴水。

阳水性人有智慧、性柔和，精于艺术，肯低矮就下；阴水性人好烦人，性情愚鲁、迟钝，胆怯无主宰、多忧多虑，一生受气。

阴水性人好烦人，烦人伤肾，易罹患腰椎间盘突出、腰椎结核、股骨头坏死、糖尿病、尿毒症等疾病。

性理疗病是以传统阴阳五行文化为核心，重视人伦关系平衡，属于大系统研究思维。而这种思维恰恰是古代"天人相应"思维的映射，与中医所要求的"上知天文，下知地理，中知人事"的知识构架完全吻合。因此，系统学习王凤仪性理疗病理论，将有助于我们拓展视野，体会传统文化与中医的密切关系。

3. 具体疗病方法

中医认为，人体气血是情志活动的物质基础，情志活动又反过来会影响我们的气血运行。性理疗病理论系统阐述了我们身体疾病与性情、情志的关系。这个内在的原理与我们中医理论是完全一致的。在治疗方法上，是通过引导患者发现其错误的观念和行为，引起体内气血的改变，从而使其心理与生理发生质变，达到愈病的目的。

首先，必须明确病人的疾病是由某种气禀质引起。要仔细观察、辨别其情志特点与所患疾病的关联性，不能毫无原则地滥用，需要跟我们中医一样仔细辨证。

其次，要变化致病的脾气、禀性，简称"化性"。通过"悔过"寻找因人、因事、因财而致病的思想根源，解开心里的疙瘩，才能放下内心的包袱。当人真正意识到问题之所在，心动则病动，往往会通过笑、哭、吐、排气等方式显现排病反应。

总之，性理疗病通过讲病，找到病的根源，更需要患者自己对照、忏悔自身思想、行为的过错。关键是按照自己的本位去行，任劳任怨，踏实努力，孝养父母，友爱兄妹，照顾家人，关爱乡邻，正所谓"敦伦尽分"。

在临床应用时需要活学活用。人体得病原因复杂，因此并不是所有的病都是由情志而来，不可以偏概全。性理疗病理论为我们阐述了性格与相应疾病产生的关联性。我认为学习，最重要的是自己受用，可以看清自己的疾病与性格的关系。然后自己要改变，身体就能变得越来越好。等自己有受用、有心得了之后，就可以举一反三，运用于临床了。学习中医的人应该明白传统文化的中心——心性之学的重要性。王凤仪老先生生活在一个动乱的年代，所以他的思想没有得到很好的传播。虽然在当时影响颇大，可惜抗日战争后，几近消失。但是他的学术思想现在重新受到大众的欢迎，这与当下的社会环境有着密切的关系。因为其对当下社会的很多问题无疑是一剂良药。司马迁言："究天人之际，通古今之变，成一家之言。"希望大家在学医的道路中，不要故步自封，要集各家精华，融为己用。

第十一章　大道至简，悟在天成

中医的学术流派众多，不同流派的医理与用药思路不同。学习中医要"理法方药"一以贯之，形成自己的思维体系，如此才能够驾驭所学。中医学习不以多学为要，而重在理透。很多学生能背诵近百首的方歌，却不能在临床中用好一个方剂，这种现象非常值得我们思考。我们今天的中医教育就是偏重于知识的灌输，却忽略了中医思维的培养。《中医方剂大辞典》中记载方剂约10万首，我们穷尽一生仅记忆方剂已是不可能。《道德经》云："为学日益，为道日损"，中医之"道"才是我们需要留意的地方。

一、一方治百病

很多名老中医一辈子就用一个方子加减治疗临床绝大部分疾病。如全国名老中医盛循卿，临诊60余年，善用四逆散来医治脾胃病、肾系病、中风、情志病、消渴及小儿泄泻、疳积、夜啼等多系统的疾病；甘肃省首批名中医裴正学教授常以小柴胡汤加减治疗慢性胆囊炎、慢性胰腺炎、慢性胃炎、肝炎、肝硬化、亚急性败血症、附件炎、阑尾炎、胸膜炎、习惯性感冒等疾病，疗效显著。这一现象值得初学者重视与思考。

名医麻瑞亭老先生是清代名医黄元御第五代传人，他全面继承并发展了黄元御老先生的学术思想。麻老临床将《四圣心源》之"下气汤"灵活加减化裁，治疗诸内伤杂病，疗效卓著，实是"异病同治"之法的具体实践与发扬，更是其医术之精蕴、特色之所在。麻瑞亭云："一张药方，恰如其分地变动一二味药，能使原方发挥不同的治疗作用，犹如'发千钧之矢者，一寸之机也，拨斛斤之舟者，一楫之木也'一样。此乃下气汤对多种疾病奏效之微妙所在也。"

因此，中医学习不是单纯的记问之学，而是善悟之学。只有把"医理－脉（诊）理－方理－病理"融为一体，一以贯之，才能悟到中医的真境。而大道一定是至简的。现在很多人学了上百首方子，结果还是不能应用于临床。从理论上来讲，用一个方子治疗大多数疾病似乎不合常理，但临床疗效却是事实。我们要静心思考其中的道理，才能得其精华。其实，这些老中医们表面上来看是在用一方加减，但加减后的药方其实已经不止有原方的内涵，而是被赋予了更深的含义。就如同武林高手，练到一定境界，用一根筷子亦能克敌制胜。学习中医必须善悟其法，正所谓"悟在天成"。

二、一即一切，一切即一

中医学本于《黄帝内经》《神农本草经》《难经》《伤寒杂病论》，经历了千年的流传，在历代医家的参悟和实践中，互相发明，逐步形成了众多的医学流派。如同一棵大树，本于一个根源，分成不同的干枝，结出众多的果实。每颗果实都是精华，但不可执之以为全树。同样，众多的医学流派，互相争鸣，方显中医之全体。我们学医者须明此理方能懂得如何学习中医。由于每个人的基础和思维方式不相同，故具体学习方法因人而异。有些人喜欢单刀直入，有些人喜欢旁征博引，不一而足，但最终必须形成自己的"理法方药"体系，并能够经得起临床实践的检验。

一门深入，摘得一果，尝得法味，才能坚定信心。"信为道源功德母"，信心一定，根基始定。如此再"就路还家"，博采众长，一定会如愿以偿。因为现在这个时代我们获得信息的途径比古人增加太多。正所谓"纸上得来终觉浅"，有时候我们看似懂得很多理论，其实往往是囫囵吞枣，走马观花。所以，学习中医不妨选择"守拙"，打好根基，如虫穿竹，横出则易，竖出甚难。每一个流派的学术思想都来源于四大经典，其本身就涵盖中医的整体思维。久用其工，熏习日久，必有所得。

　　《水月斋指月录》云："三祖僧璨《信心铭》曰：一即一切，一切即一，但能如是，何虑不毕。"此是佛教教理中究极之说，举"一"时，"一切"皆摄入其中。佛教文化之所以能够迅速融入我国的文化体系，就是因为二者在思维体系和价值取向方面有着高度的一致性。《道德经》云："载营魄抱一，能无离乎？"《庄子》亦说："我守其一，以处其和。"又云："唯神是守，守而勿失，与神为一。"儒家"六经之首"《周易》亦云："天下同归而殊途，一致而百虑。"古代这种"大道至简""执简驭繁"的思维对传统文化的构建发挥着指导性的作用，同样也对中医理论体系的构建有着深刻的影响。麻瑞亭等医家的临床经验就是最好的明证。中医强调悟性，而所悟之"悟"皆是"只可意会，不可言传"。悟则大道归一，通体皆归于道。

　　中医理论体系的构建，由气分化为阴阳，由阴阳分化为五行、六气，由五行、六气"应象"为五脏六腑，由五脏六腑和合而成十二经络。因此张景岳讲："医道虽繁，而可以一言蔽之者，曰阴阳而已。"至此始信之。中医学的基本特点是整体观念，从临床过程而言，强调"理法方药"思维的整体性和一贯性，这也是历代医家所追求的最高境界。从诊断而言，望诊、闻诊、问诊、切诊，均须融会贯通，才能达到"三昧"境界。诊病过程中，医者需要将患者放入"天地人"的自然大系统中，统筹考虑，才能准确地判断疾病的真实面目。这也是《内经》所谓"上知天文，下知地理，中知人事"的知识结构要求。在万千复杂的系统中，我们要想将每个事物都去研究明白，从个体角度而言几乎不可能。但是古人"智者察同，愚者察异"的思维似乎很符合现实的需求。五运六气所理论体现的中医"天人相应"的思想，就给我们提供了独特的思维视角。微观的个体包含整体的信息，整体之信息又包含个体的规律。中医任何一个微观的环节，无不体现着整体的思维。学医者若能明了此理，在学习的路上当会发现"医学实在易"。